LES STIGMATES ANATOMIQUES ET PHYSIOLOGIQUES

DE LA DÉGÉNÉRESCENCE

ÉTUDES SUR LES DÉGÉNÉRÉS

———

LES STIGMATES
Anatomiques et Physiologiques

DE LA DÉGÉNÉRESCENCE

ET LES PSEUDO-STIGMATES ANATOMIQUES ET PHYSIOLOGIQUES

DE LA CRIMINALITÉ

(29 figures, dont 4 photographies hors texte)

PAR LE

D′ Lucien MAYET

Ancien interne des Hôpitaux de Lyon
Préparateur du cours de pathologie interne à la Faculté de médecine de Lyon
Membre des sociétés d'anthropologie de Paris, de Vienne, de Berlin, de Lyon. etc.

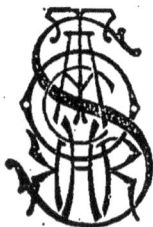

A. STORCK & Cⁱᵉ, IMPRIMEURS-ÉDITEURS
—ε LYON ε—
PARIS, 16, rue de Condé, près l'Odéon

———

1902

JE DÉDIE CE TRAVAIL :

A M. le professeur J. TEISSIER qui, depuis plus de sept années, m'a dirigé par son exemple et ses conseils, à qui je dois la plus grande partie de mon éducation scientifique, à qui je tiens à exprimer ici toute ma reconnaissance, tout mon dévouement, toute mon affection.

A M. le professeur A. LACASSAGNE, qui a toujours été pour moi un ami plus encore qu'un maître, et qui veut bien me faire le grand honneur de présider cette thèse.

A M. le professeur J. RENAUT, à qui je dis merci de tout cœur, pour la bienveillante sympathie avec laquelle il m'a accueilli dans son service de l'Hôtel-Dieu et qu'il m'a continuée depuis.

A mes Maîtres dans les Hôpitaux :

EXTERNAT :

M. LEVRAT, chirurgien-major de la Charité.
M. LANNOIS, médecin des Hôpitaux.
M. TEISSIER, médecin de l'Hôtel-Dieu.
M. DRIVON, médecin de l'Hôtel-Dieu.

INTERNAT :

> M. LANNOIS, médecin des Hôpitaux.
>
> M. OLLIER, professeur de Clinique chirur-
> gicale.
>
> M. PONCET, professeur de Clinique chirur-
> gicale.
>
> MM. JABOULAY, VALLAS, GANGOLPHE,
> chirurgiens-majors de l'Hôtel-Dieu.
>
> MM. VINAY, DRIVON, médecins de l'Hôtel-
> Dieu.
>
> M. LECLERC, médecin des Hôpitaux.
>
> M. RENAUT, médecin de l'Hôtel-Dieu.
>
> M. MOUISSET, médecin des Hôpitaux.
>
> M. JOSSERAND, médecin des Hôpitaux.
>
> M. BONDET, professeur de Clinique médicale.

A mes Maîtres de la Faculté et plus particuliérement
à M. le professeur CAZENEUVE, à M. le professeur TESTUT, à M. le professeur MAYET,
à M. le professeur FLORENCE, à M. le professeur agrégé BEAUVISAGE.

DU MÊME AUTEUR

1. — **L'alcoolisme et quelques-unes de ses conséquences,** *Société d'anthropologie de Lyon,* séance du 4 décembre 1897, *Bulletin,* p. 493-531.

2. — **Albuminurie post-paroxystique dans l'épilepsie convulsive** (en collaboration avec M. Lannois), *Lyon médical,* 9 et 16 juillet 1899; *Mémoires de la Soc. des sc. méd. de Lyon,* 1899. p. 17-44.

3. — **L'indice céphalique des épileptiques,** *Lyon médical,* octobre 1899; *Mémoires de la Soc. des sc. méd. de Lyon,* 1899, p. 81-102, avec une planche en simili-gravure.

4. — **Ulcère rond de l'estomac chez une femme enceinte. Hystérie. Névropathie,** *Province médicale,* Lyon, 23 décembre 1899, p. 601-605.

5. — **Cinq observations cliniques de tumeurs liquides des bourses,** *Province médicale,* Lyon, 3 mars, 1900, p. 97-102.

6. — **Alcoolisme et dépopulation,** *Société d'anthropologie de Lyon,* séance du 31 mars 1900; *Bulletin,* p. 73-84.

7. — **Etude sur la fréquence du goître aux différents âges,** *Lyon médical,* 1900, I, p. 316; *Mémoires de la Soc. des sc. méd. de Lyon,* 1900, p. 21-25, avec 4 figures.

8. — **De la répartition géographique actuelle du goître en France** (note présentée à l'Académie de médecine par M. le professeur A. Poncet, séance du 12 juin 1900; *Bulletin de l'Académie de médecine,* p. 629-637, avec 5 figures.

9. — **De la répartition géographique du goître en France,** *Gazette des Hôpitaux,* 14 juin 1902. Avec une carte.
Id., *Le Bulletin médical,* 15 juin 1902.
Id., *Le Progrès médical,* 16 juin 1902,
etc., etc.

10. — **Etude sur la répartition géographique du goître en France** (avec 2 tableaux, 5 cartes et 2 graphiques), *Archives générales de médecine,* Paris, août 1900, p. 179-207.

11. — **Observation clinique d'un cas de tumeur cérébrale** (en collaboration avec M. Patel), *Archives générales de médecine,* août 1900, p. 216-231.

12. — **Documents d'anthropologie criminelle :**
1° l'école anthropologique de Lyon ; 2° influence des saisons sur la criminalité; 3° fréquence des crimes suivant l'âge des criminels, *Soc. d'anthropologie de Lyon*, séance du 17 novembre 1900 ; *Bulletin*, 1900, 52 pages, avec 13 figures.
Id., *Province médicale*, août-septembre 1901.

13. — **Les stigmates anatomiques de la dégénérescence,** Revue générale, *Gazette des Hôpitaux*, 5 et 12 janvier 1901, avec 15 figures.

14. — **Anthropologie craniométrie :**
Table pour servir au calcul rapide de l'indice céphalique, Lyon, Storck et Cⁱᵉ, 1901, 28 pages.

15. — **Note sur l'hypertrichose lombo-sacrée,** *C. R. de l'Association des anatomistes*, 3ᵉ session, Lyon, avril 1901, p. 155-157.

16. — **Contribution à l'étude de l'hypertrichose lombo-sacrée envisagée comme stigmate anatomique de la dégénérescence,** *Nouvelle Iconographie de la Salpétrière*, mai-juin 1902, avec une planche hors-texte.
Id., *Bull. de la Soc. d'anthropologie de Lyon*, séance du 1ᵉʳ juin 1901, 16 pages.

17. — **Ueber Hypertrichosis lumbo-sacralis und ihre Auffassung als ein Stigma von Entartung,** *Verhandlungen der Berliner anthropologischen Gesellschaft*, Sitzung vom 16 nov. 1901, p. 426-430.

18. — **Études sur les statistiques de l'alcoolisme.**
I. — **Les statistiques relatives à la production et à la consommation des boissons alcooliques en France** (avec 8 cartes, 4 diagrammes et 4 tableaux), *Archives générales de médecine*, août 1901, p. 187-210.
II. — **Alcoolisme et dépopulation. Alcoolisme et tuberculose. Alcoolisme et suicide** (avec 8 cartes et 2 diagrammes), *Ibid.*, novembre 1901, p. 549-578.
III. — **Alcoolisme et aliénation mentale** (avec 4 tableaux, 2 cartes et 2 diagrammes), *Ibid.*, décembre 1901, p. 667-683.

19. — **Kurze statistische Abhandlung ueber Produktion und Konsum alkoholischer Getraenke in Frankreich,** *Der Alkoholismus*, Verlag v. O. V, Boehmert, Dresden, 1901, p. 320-333 avec 4 figures.

20. — **Nouvelles recherches sur la répartition géographique du goître et du crétinisme,** *Bull. et mém. de la Société d'anthropologie de Paris*, juillet 1901, 6 p. avec 3 figures.
Id. *Province médicale*, Lyon, 18 janvier 1902.

21. — **Les différentes formes mentales de l'ivresse alcoolique** (ivresse normale, ivresses anormales, pseudo-ivresses pathologiques), *Annales d'hygiène publique et de médecine légale*, février 1902, 12 p.

22. — **Le rhumatisme vertébral chronique et la spondylose rhyzomélique**, Revue générale (en collaboration avec M. Jouve) *Gazette des Hôpitaux*, 21 juin 1902, avec 3 figures.

23. — **Les pierres de vessie en Hollande** (en collaboration avec M. L. Bolk, d'Amsterdam), *Nouvelle Iconographie de la Salpêtrière*, mai-juin 1902, avec 1 pl. hors texte.

24. — **Notes sur les Sciences anthropologiques et plus particulièrement l'anthropologie criminelle en Hollande et en Belgique. Première partie : HOLLANDE**, un vol. in-8°, 116 p., Lyon, A. Storck et Cie, éd. Avec 3 cartes et 11 figures, dont 6 photographies hors texte. **Id. Seconde partie : BELGIQUE** (*sous presse*).

25. — **Notes sur les Sciences médicales dans les Universités allemandes, suisses, hollandaises et belges :** Enseignement, Cliniques, Laboratoires et Musées (*en préparation*).

2° PUBLICATIONS ET TRAVAUX DIVERS

26. — **Présentation d'un astrolabe**, Société d'anthropologie de Lyon, séance du 8 mai 1897, *Bulletin* p. 335-339.

27. — **Quelques indications bibliographiques pour l'étude de la leucocytose dans les maladies infectieuses et plus particulièrement dans la fièvre typhoïde**, *Province médicale*, Lyon, 5 août 1899.

28. — **Au sujet d'une nouvelle réaction de l'urine traitée par l'éther sulfurique et révélant la présence d'albumoses (?) dans l'urine** (en collaboration avec M. Annequin), *Bull. et mém. de la Soc. des sc. méd. de Lyon*, décembre 1899, p. 198-200; *Province médicale*, Lyon, 16 décembre 1899; *Echo médical de Lyon*, 15 janvier 1900; *Journal de pathologie interne* (rés.), Paris, 1er janvier 1901, etc.

29. — **Tuberculose ano-rectale ; tuberculose cutanée secondaire**, *Mémoires et Bull. de la Soc. des sc. méd. de Lyon*, avril 1900, p. 62-63; *Province médicale*, Lyon, 14 avril 1900.

30. — **Le professeur Potain et son œuvre**, leçon faite le 11 janvier 1901, par M. le prof. J. TEISSIER, et recueillie par M. L. Mayet, préparateur du cours de pathologie interne. *Province médicale*, 16 janvier 1901.

31. — **Endocardite chronique avec rétrécissement mitral et endocardite aiguë végétante latente; gangrène de la jambe gauche par embolie; bronchite grippale (?) généralisée. Mort.** *Bull. et mém. de la Soc. des sciences médicales de Lyon*, 13 mars 1901, p. 86; *Lyon médical*, 1901, I. p. 590; *Province méd.*, 1901, p. 128.

32. — **L'homme quaternaire dans le bassin du Rhône,** étude anthropologique, d'après E. Chantre, *Province médicale*, 18 mai 1901, p. 230-234.

33. — **La gémellité selon l'âge de la mère et le rang chronologique de l'accouchement,** *Bulletin de la Société d'anthropologie de Lyon*, séance du 15 janvier 1898.
Au sujet de l'hérédité de la grossesse gémellaire, *Ibid.*, séance du 14 janvier 1899.
Recherches sur les grossesses multiples dans l'espèce humaine et dans les espèces animales unipares, *Ibid.*, séance du 12 avril 1902.

34. — **L'indice céphalique de la population néerlandaise,** Société d'anthropologie de Lyon, séance du 7 juin 1902.

35. — **Contribution aux thèses de doctorat en médecine suivantes :** MARTEL : Etude de la leucocytose dans les maladies infectieuses... Lyon, 1899-1900; — OVIZE: Alcoolisme et dépopulation, Lyon, 1900-1901; — DRIZARD: Des grossesses multiples, étude étiologique, anthropologique et statistique, Lyon, 1901-1902; — BUSSILLET : Le vin, Lyon, 1902-1903.

INTRODUCTION

Cette étude des stigmates anatomiques et physiologiques de la dégénérescence pouvait être faite de façon très complète. Par la mise en œuvre des matériaux que nous avons rassemblés depuis plusieurs années ; — observations personnelles, documents recueillis dans la littérature médicale française et étrangère, souvenir des choses vues et des choses lues... etc. — aurait été formé un volume dont l'épaisseur, le texte compact, les quelques milliers d'indications bibliographiques des dernières feuilles, eussent inspiré de l'effroi au lecteur le plus courageux.

Nous avons cru préférable de nous borner à une revue générale, à une énumération des principaux stigmates qui caractérisent les dégénérés, faite aussi exactement et aussi brièvement que possible et en évitant toute incursion dans le domaine des discussions pathogéniques. Nous avons simplement apporté des faits passés au crible d'une critique serrée et soumis — dans la mesure du possible — au contrôle de l'observation personnelle.

On a tellement abusé du terme dégénérescence, la

valeur de chacune de ses manifestations — stigmates anatomiques, physiologiques, psychologiques, sociologiques — a été appréciée de façons tellement différentes qu'aborder ainsi le sujet n'a pas toujours été chose aisée. Constamment nous avons dû nous tenir en garde contre cette tendance trop répandue d'observer les faits à travers un prisme d'idées préconçues. N'avons-nous pas vu récemment attribuer à la dégénérescence « tout ce qui dans la conception, la grossesse, l'accouchement, s'écarte du type physiologique... toutes les présentations et positions autres que l'O I G A.., jusques et y compris, l'éclampsie, les infections puerpérales, la *phlegmatia alba dolens* (Larger)». De telles conceptions discréditent un sujet.

Une autre cause d'erreur, qu'il est parfois difficile d'éviter, est due à l'absence de limites nettes entre l'état normal et l'anomalie. C'est pour n'avoir pas étudié un nombre suffisant de sujets normaux et n'avoir pas tenu compte assez des variations ethniques que certains auteurs, et plus particulièrement nombre d'auteurs italiens, ont regardé comme étant des tares dégénératives des caractères anatomiques particuliers mais normaux, des troubles fonctionnels ou psychiques que rien n'autorise à classer comme pathologiques. Dans cet ordre d'idées, les acquisitions de l'anthropologie générale et spéciale nous ont été très utiles.

Peu de questions ont suscité une aussi grande quantité de mémoires et d'articles que celle que nous abordons ici. Presque tous ont trait à telle ou telle partie isolée du domaine de la dégénérescence. Les travaux d'ensemble relatifs aux stigmates de celle-ci et plus particulièrement aux stigmates anatomiques, sont en nombre restreint — encore que la plupart d'entre eux aient trait à une seule catégorie de dégénérés. MM. Magnan et Legrain envisagent les stigmates mentaux dans leur livre *les Dégénérés ;* l'étude de M.Féré est simplement un chapitre de sa *Famille névropathique ;* celle de M. Morselli représente quelques pages de son *Manuel de séméiotique des maladies mentales ;* M. Giuffrida-Ruggeri a limité son sujet aux seuls stigmates qui cadraient avec les idées de l'École italienne et en faveur desquels pouvait être invoquée la théorie atavistique ; M. E. Fournier étudie presque exclusivement les dégénérés hérédo-syphilitiques, etc.

C'est pourquoi nous avons tenté de réunir les fait épars ou groupés sous des rubriques très différentes en un seul faisceau. Cela en réservant à l'indication de chacun d'eux une place proportionnelle à celle paraissant occupée par lui dans le domaine de la dégénérescence.

Nous avons cru devoir consacrer quelques pages aux pseudo-stigmates anatomiques et physiologiques de la criminalité — tels qu'ils ont été indiqués par Lombroso et ses élèves. Leur similitude avec les stigmates anatomiques et physiologiques de la dégénérescence et l'opposition de certaines doctrines de l'École positiviste italienne avec celle de l'École de Lyon, nous sollicitaient en faveur de ce court chapitre d'anthropologie criminelle. Nous l'avons écrit exclusivement d'après les travaux *italiens* et nous nous sommes bornés à une simple énumération. La discussion des doctrines a sa place indiquée dans l'étude des **stigmates sociologiques** de la dégénérescence, étude qu'après celle des **stigmates psychologiques,** nous espérons pouvoir écrire un jour.

Plus encore que les stigmates anatomiques et physiologiques, ces deux dernières catégories de stigmates sont importantes à étudier, car plus que ceux-là, ils caractériseront les dégénérés de l'avenir.

Les dégénérés sont de tous les temps et de tous les pays.

Ils existaient dans l'antiquité comme dans les derniers siècles, et il faut souhaiter que l'*étude des dégénérés dans l'Histoire et dans l'Art,* encore à peine ébauchée, tente les chercheurs et les savants. Ils existent surtout maintenant. Dans les temps plus anciens, le peuple vivait d'une vie quasi végétative et seule, l'élite, les chefs, les maîtres réalisèrent quelque peu les conditions de notre vie contemporaine ; aujourd'hui l'utilisation des forces physiques et leurs innombrables applications ont profondément bouleversé les conditions de l'existence : l''instruction, en se diffusant, a en quelque sorte mis sous tension l'âme du peuple tout entier. Chacun, dans notre milieu, nous vivons plusieurs vies dans l'espace d'une seule. Ce surmenage social ira sans cesse grandissant. Le nombre des inadaptés psychiques et moraux augmentera parallèlement.

Le milieu social a créé et crée actuellement par l'action héréditaire de la tuberculose, de la syphilis, de l'alcoolisme, etc., de très nombreux dégénérés caractérisés surtout par des tares dystrophiques. Il est permis d'espérer que ces plaies sociales s'amélioreront dans l'avenir.

Mais il n'est pas douteux que le système nerveux de nos descendants les plus normaux aura peine à supporter l'incessante trépidation de la vie fiévreuse qui de jour en jour ébranle davantage l'humanité civilisée. Par son évolution même, le milieu social produira d'innombrables dégénérés que caractériseront surtout des stigmates psychologiques et des stigmates sociologiques.

Cette conception de la dégénérescence et de ses symptômes est très étendue. Elle est du domaine de la pathologie humaine et de celui de la pathologie sociale. Notre désir était d'en esquisser les grandes lignes dans leur ensemble : le cadre restreint qui nous est imposé, nous oblige à indiquer seulement celles d'une partie du sujet. Nous réservons donc pour plus tard l'autre partie, celle concernant la psychologie et la sociologie des dégénérés

L'étude des inadaptés sociaux — qui formeront le gros de l'armée des dégénérés dans les temps à venir — commence à préoccuper les esprits. Il faut souhaiter que ce mouvement s'accentue et que vers eux soit dirigée la lumière objective de la Science.

CHAPITRE PREMIER

La dégénérescence, ses causes, sa définition, ses stigmates.

QUELLES SONT LES CAUSES DE LA DÉGÉNÉRESCENCE ?

L'étude étiologique de la dégénérescence n'a pas à être envisagée dans une simple revue de ses stigmates ou symptômes anatomiques et physiologiques.

Aussi ne ferons-nous que donner une liste sommaire des causes de la dégénérescence en disant :

Un père et une mère auront des enfants dégénérés :

1° Parce qu'eux-mêmes sont déjà entrés dans le groupe des dégénérés du fait de leur hérédité ;

2° Parce que, nés indemnes de toute tare dégénérative héréditaire, ils auront conçu leurs enfants sous l'influence, — soit chez le père seul, soit chez la mère seule, soit à la fois chez le père et chez la mère, — de :

a) *Syphilis* (1) (*) ;

(*) Les chiffres entre parenthèses renvoient à l'index bibliographique.

b) *Tuberculose* (2) ;

c) *Alcoolisme* (3) ;

d) *Infections diverses* telles que l'impaludisme (4), l'infection goîtrigène (5), la pellagre (*) (6), l'érysi- pèle (7), la fièvre typhoïde, etc. ;

e) *Intoxications diverses* — autres que l'alcoolisme, qui, vu son importance, mérite une place à part, — telles que le saturnisme, l'hydrargyrisme, le taba- gisme, etc. (8) ;

f) *États constitutionnels* situés à la limite de l'état normal et de l'état de dégénérescence et qui sont souvent les portes d'entrée dans celui-ci : arthri- tisme, neuro-arthritisme, nervosisme léger... En pareil cas l'enfant pourra être un dégénéré si sa con- ception résulte d'une union consanguine (9) ou d'une union fondée sur les affinités morbides additionnant les tares légères parce qu'isolées, des parents. Exem- ple : père nerveux et mère nerveuse ayant un enfant neurasthénique.

À cette liste il convient d'ajouter : les *trauma- tismes*, maladies infectieuses, fatigues, privations excessives subis par la mère au cours de la grossesse ;

Les *maladies du fœtus* — encore que la pathologie du fœtus pendant la vie intra-utérine soit peu ou mal connue ;

Certaines affections de la première enfance tou-

(*) 62 p. 100 des pellagreux héréditaires présentent des stigmates de dégénérescence (Antonini). Le professeur Ceni a confirmé ces constatations par de remarquables recherches expérimentales relatives aux principes toxiques existant chez les pellagreux et à leur action sur le développe- ment embryonnaire des descendants des pellagreux.

chant plus ou moins profondément le nouveau-né, pouvant créer un état de dégénérescence acquise passagère ou durable selon les cas, par exemple le rachitisme grave, l'athrepsie (10).

QUE FAUT-IL ENTENDRE PAR DÉGÉNÉRESCENCE?

Depuis le moment pas encore très lointain où Morel (11) a établi sa doctrine des dégénérescences de l'espèce humaine et indiqué la place qu'il convenait de faire aux états dégénératifs dans la pathologie nerveuse et dans la pathologie générale, l'interprétation des termes *dégénérescence* et *dégénérés* a été modifiée de façons bien différentes et a subi de profondes variations.

Pendant longtemps ils sont restés confinés dans le domaine de la pathologie mentale et aujourd'hui encore pour le plus grand nombre des médecins dégénérescence et dégénérescence mentale sont termes synonymes. Cela est vrai souvent mais non pas toujours et *c'est une erreur de placer l'étude des dégénérés dans les seuls traités de pathologie mentale.*

La dégénérescence peut épargner le cerveau dans ses zones psychiques et seules certaines parties de l'organisme traduisent par leurs imperfections, par leurs anomalies, la déchéance héréditaire qui pèse sur le dégénéré. Déchéance héréditaire, quelquefois déchéance acquise, de tout l'être, telle est, pour nous, la dégénérescence. Ses limites doivent être reportées très loin. On ne saurait d'ailleurs prétendre l'isoler exactement dans le cadre nosologique, car elle est représentée par un nombre considérable, on pourrait même dire presque infini, d'états particuliers, différents les uns des autres, d'allures cliniques fort diverses. Les uns et les autres sont unis par les mêmes liens d'une hérédité tarée, viciée. Ils sont révélés par des caractères communs, symptômes habituellement permanents, indélébiles, plus rarement transitoires, ou intermittents auxquels a été donné le nom de *stigmates de la dégénérescence.* L'hérédité morbide avec les dégradations successives qu'elle entraîne, avec la stérilité qui en est la terminaison, avec les stigmates qui la représentent et la révèlent, tel est le caractère fondamental de la dégénérescence.

Morel la définissait dans les termes suivants : « L'idée la plus claire que nous puissions nous former de la dégénérescence humaine est de nous la représenter comme une déviation maladive d'un type primitif. Cette déviation, si simple qu'on la suppose à son origine, renferme, néanmoins, des éléments de transmissibilité de telle nature, que celui qui en porte le germe devient de plus en plus incapable de remplir sa fonction dans l'humanité et que le progrès intellectuel déjà enrayé dans sa personne se trouve encore menacé dans ses descendants. Dégénérescence et déviation maladive du type normal de l'humanité sont donc dans ma pensée une seule et même chose. »

Avec MM. Magnan et Legrain (12) on peut faire à cette définition de la dégénérescence les plus sérieuses objections : la difficulté de concevoir scientifiquement un type parfait de l'homme normal à l'origine de notre espèce ; la nécessité, imposée par l'anthropologie, d'admettre la marche fatale de l'homme, de l'état le moins parfait vers l'état le plus parfait et de chercher le type idéal, non à l'origine de l'espèce, mais à sa fin... Instinctivement les efforts de l'homme ont toujours convergé vers ce double but d'assurer le présent, c'est-à-dire le maintien de la vie ; d'assurer l'avenir, c'est-à-dire la vie de la descendance.

Dès lors la dégénérescence apparaît comme étant constituée par un mouvement de régression de l'état plus parfait vers un état moins parfait, celui-ci étant engendré par toute cause susceptible de contrarier le double mouvement naturel de l'être vers sa conservation propre et vers celle de son espèce. D'où la définition suivante, donnée par MM. Magnan et Legrain : « La dégénérescence est l'état pathologique de l'être qui, comparativement à ses générateurs les plus immédiats est constitutionnellement amoindri dans sa résistance psycho-physique et ne réalise qu'incomplètement les conditions biologiques de la lutte héréditaire pour la vie. Cet amoindrissement, qui se traduit par des stigmates permanents, est essentiellement progressif, sauf régénération intercurrente ; quand celle-ci fait défaut, il aboutit, plus ou moins rapidement, à l'anéantissement de l'espèce. »

De cette définition de la dégénérescence, découle

celle du degénéré que nous pouvons regarder comme
« un être qui, en présence d'obstacles à son évolution, n'a pu se développer dans le sens du progrès
de l'espèce, a dévié vers les formes pathologiques
dont l'enchaînement conduit à sa disparition ou à
celle de sa descendance ».

M. Féré (13) envisage la dégénérescence d'une
façon quelque peu différente. « Les familles et les
individus qui composent une race, dit-il, transmet-
tent à leurs descendants des caractères de famille et
des caractères individuels, se combinant avec une
variété infinie pour constituer des personnalités qui
ne peuvent cependant différer entre elles que dans une
mesure telle que les adaptations au milieu physique
et au milieu social ne soient que faiblement modifiées. Lorsque les qualités spécifiques qui caractérisent la race cessent de se transmettre par hérédité...
et qu'il en résulte un changement dans l'adaptation
au milieu physique et social, on dit que la race dégé-
nère. Il faut entendre, en effet, par dégénérescence,
la perte des qualités héréditaires qui ont déterminé
et fixé les adaptations de la race.

« La caractéristique de ce qu'on appelle, dans la
race humaine, l'hérédité morbide de la dégénérescence, c'est justement la variété de sa descendance qui
devient de moins en moins capable de s'adapter, en
raison de ses défauts physiques, intellectuels et
moraux. »

Nous remarquons que la dégénérescence n'est pas
absolument fatale et dans quelques cas, fort rares

d'ailleurs, il peut se produire un retour à un type supérieur et une sorte de régénérescence peut venir arrêter l'évolution de la dégénérescence et la dépouiller de son caractère fatal. Témoin le cas rapporté par MM. Garnier et Saintenoise (14).

On pourrait dire plus simplement : La dégénérescence est un état héréditaire de moindre perfection physique et morale, de déchéance de l'être tout entier, tendant à la stérilité et à l'extinction rapide de l'individu dégénéré et de ses descendants. (L. Mayet) (15).

Envisageant la dégénérescence au point de vue de la prédisposition pathologique, le professeur Joffroy (16) l'explique ainsi : « Les conditions anormales qui constituent la prédisposition sont le plus souvent héréditaires ; quelquefois elles sont acquises par le sujet au cours de son développement. Héréditaires ou acquises, ces conditions anormales font du sujet un être de moindre résistance et créent cet état particulier qu'on désigne sous le nom de dégénérescence » ; et il en donne la définition suivante : « L'ensemble des défectuosités organiques d'origine héréditaire ou acquise qui crée des aptitudes morbides nouvelles et rend de la sorte pathogènes des causes stériles vis-à-vis d'un organisme normal. »

Dans un ordre d'idées semblables, mais en se plaçant à un point restreint, M. Buringh-Bockhoudt (17) arrive à considérer la dégénérescence comme étant simplement la « prédisposition aux maladies nerveuses ». Cette conception manque d'envergure.

Nous aurons occasion d'indiquer la grande place que la dégénérescence occupe dans la neurologie mais elle n'est pas limitée à la pathologie nerveuse, encore moins à la pathologie mentale. Nous le redisons : **La dégénérescence mentale n'est qu'un chapitre de l'histoire de la dégénérescence.**

Ces différentes façons d'envisager la dégénérescence ne sont pas en désaccord avec la définition que nous avons proposée plus haut et que nous croyons utile de rappeler : *La dégénérescence est un état héréditaire de moindre perfection physique et morale, de déchéance de l'être tout entier, tendant à l'extinction rapide de l'individu dégénéré et de ses descendants.*

Et par stigmates de la dégénérescence, nous désignerons les signes révélateurs — nous n'osons dire : spécifiques ou pathognomoniques, — qui objectivent l'état de déchéance physique et morale de l'individu considéré.

« Les stigmates sont en dernière analyse, les éléments caractéristiques des dégénérés. Ils leur servent de signalement, de pièces d'identité et de personnification à la fois. Ce sont eux qui attestent, accentuent ou atténuent la prédisposition », dit M. Dallemagne (18), et avec l'éminent professeur de l'Université de Bruxelles, nous accorderons au terme stigmate une signification très étendue.

En pathologie spéciale, par exemple les stigmates de l'hystérie, le stigmate représente un symptôme déterminé et n'intervient que pour affirmer ou motiver un diagnostic. Dans le domaine de la dégénérescence, son action plutôt collective portera plus spécialement sur les groupes que sur les individus.

Le stigmate cessera de représenter un signe pour résumer une série de caractères ; son acception concrète se fondra dans une signification générale abstraite. Et cette signification plus étendue nécessitera une classification plus large. Nous diviserons les stigmates de la dégénérescence en stigmates anatomiques physiologiques et sociologiques. Le dégénéré peut s'étudier dans ces tares anatomiques, fonctionnelles et sociales.

Le stigmate de la dégénérescence ainsi compris, il sera permis de ranger sous cette dénomination quelques syndromes morbides, pour la plupart bien définis, isolés, étudiés en pathologie générale et spéciale. Sans doute, un grand nombre de cas particuliers, l'interprétation pourra être délicate et il faudra faire des réserves : dans l'étude de la dégénérescence plus que partout ailleurs, il faut se méfier des généralisations trop étendues ; et, s'il faut conclure d'après la majorité des faits, il est de toute nécessité de faire une large part aux enseignements de la minorité de ceux-ci. Nous regarderons donc comme pouvant devenir de véritables stigmates de la dégénérescence, certaines maladies révélant une malformation congénitale du système nerveux ou de tout autre appareil, malformation très apparente et facilement décelable (par exemple : *maladie bleue*), ou non encore découverte (par exemple : *névroses*), car nous pensons qu'il est quelque peu illogique de regarder comme une tare sérieuse une diminution de

longueur de l'annulaire, un peu d'irrégularité dans
l'implantation des dents ou encore un léger degré
de déséquilibre mental se traduisant par une anomalie psychique à peine appréciable, par un peu d'ex-
centricité dans les idées et de refuser le nom de
stigmate à certaines maladies qui révèlent une
puissante action dégénérative s'étant exercée sur un
ou plusieurs des plus importants appareils de l'organisme ; — l'épilepsie, la maladie de Friedreich, le
myxœdème... en sont des exemples.

Nous diviserons les stigmates de la dégénérence,
— signes isolés ou syndromes complexes, — en
quatre groupes :

I et II. — Les **stigmates anatomiques** et les
stigmates physiologiques qui traduisent la tare
corporelle — apparente ou cachée — et le défaut
d'adaptation au milieu extérieur ;

III. — Les **stigmates psychologiques** qui révèlent l'anomalie de l'esprit, l'inadaptation au milieu
psychique, aux idées admises comme normales;

IV. — Les **stigmates sociologiques** qui indiquent l'inadaptation au milieu social, c'est-à-dire
l'affaiblissement ou la perte des qualités nécessaires
à la vie collective.

Nous nous hâtons de dire que cette division des
stigmates est absolument arbitraire et n'a de valeur
qu'au point de vue didactique.

Elle n'implique en aucune façon la subordination
des stigmates les uns aux autres. Sans doute,

certains troubles psychiques peuvent être liés à une anomalie corporelle apparente et certains actes antisociaux à des troubles mentaux bien caractérisés. Ce n'est pas la règle.

La sériation qu'on pourrait établir entre les stigmates serait toute théorique, car l'on voit, par exemple, le maximum des stigmates psychiques coïncider quelquefois avec le minimum des stigmates anatomiques ou inversement. Aussi la réponse à cette question : quels sont les stigmates primordiaux? quels sont les stigmates secondaires ? ne peut-elle être qu'une simple appréciation personnelle.

Toutefois ce qui est important, « c'est le quantum de régression que les stigmates accusent dans l'ascendance ou impliquent pour la descendance. Les stigmates anatomiques, qui traduisent la tare arrivée à son plus haut point, ont par eux-mêmes une signification décisive. Ils caractérisent particulièrement le groupe des dégénérés inférieurs. Les tares physiologiques et psychiques forment une série ascendante qui, par les désordres fonctionnels les plus graves, les névroses, touche aux dégénérés inférieurs et les pénètre, tout comme les troubles intellectuels la relient aux déséquilibrés. Enfin les stigmates sociologiques constituent une classe de signes qu'il nous a paru utile de joindre aux précédents. Ils n'ont souvent qu'une signification régressive peu marquée (Dallemagne).

Une dernière remarque est à faire.

Quelle que soit la cause de la dégénérescence, — alcoolisme, tuberculose, syphilis... etc., des ascen-

dants du dégénéré, — les stigmates qui traduisent
cette dégénérescence ne permettent pas d'indiquer
l'infection ou l'intoxication ou l'état constitutionnel
qui l'a provoquée. Il y a quelques exceptions cependant ; par exemple, la dipsomanie est le plus générale-
lement un stigmate psychologique lié à l'alcoolisme
des parents, parfois, à l'impaludisme de ceux-ci ; les
dents de Hutchinson, le crâne natiforme... doivent
faire songer à l'hérédo-syphilis ; l'hypoplasie angio-
hématique, la cataracte zonulaire..... à l'hérédo-
tuberculose. Les quelques exceptions qu'on pourrait
encore signaler n'infirment pas cette loi : tous les
stigmates peuvent se retrouver chez tous les dégénérés, quelle que soit la nature de leur déchéance
physique et morale.

CHAPITRE II

Stigmates anatomiques de la dégénérescence.

Les stigmates anatomiques ou stigmates physiques de la dégénérescence, plus peut-être que les stigmates physiologiques et psychologiques et plus surtout que les stigmates sociologiques, ont été l'objet de minutieuses recherches. Aussi leur nombre s'est-il accru au point qu'en 1887, M. Camuset disait à la Société médico-psychologique : « Les signes de la dégénérescence sont devenus tellement nombreux qu'on peut à bon droit se demander s'il est des individus assez privilégiés pour être absolument exempts de toute tare de dégénérescence. »

Cette boutade est exacte si on l'applique à la population des villes où la tuberculose, l'alcoolisme... règnent en maîtres ou de certaines régions à endémie goîtreuse, palustre, pellagreuse... Là, les dégénérés sont la majorité et la liste est longue des stigmates qu'on peut relever sur eux. Dans la population rurale, il n'en va plus de même. Au cours d'études anthropologiques sur les populations du bassin du Rhône, nous avons eu occasion de mesurer et par suite d'examiner, un grand nombre de paysans : si longue soit la liste des stigmates à rechercher, on n'en trouve aucun chez la majorité des sujets ; ceux qui présentent quelque anomalie physique, ce sont les clients du médecin, les individus affaiblis dans leur résistance ; chez les autres, — ceux que le médecin ne voit pas, — ils sont exceptionnels. A l'hôpital, nous avons trouvé parmi les individus appartenant à la population urbaine près de 65 p. 100 porteurs de stigmates physiques plus ou moins nombreux de dégénérescence. Parmi les individus appartenant à la population rurale, n'ayant pour la plupart jamais été malades ou n'ayant eu que des infections banales : rougeole, fièvre typhoïde, pneumonie..., la proportion est à peine de 10 à 15 p. 100. Malheureusement l'alcoolisation rapidement croissante des campagnes en France va élever d'une façon désastreuse cette proportion. Comme conclusion à cette courte digression : les stigmates anatomiques de la dégénérescence sont très nombreux mais ils ne se rencontrent que chez les dégénérés. Dans les villes les individus qui n'en présentent pas sont peu nombreux et c'est surtout dans les campagnes que vivent les familles indemnes de toute tare dégénérative.

La nature tératologique des stigmates anatomiques est aujourd'hui bien établie.

Toutes les causes qui viennent jeter une grave perturbation dans l'organisme des géniteurs et influencer le spermatozoïde ou l'ovule ou l'embryon ou même l'enfant — c'est-à-dire les facteurs de la dégénérescence — peuvent créer la tare originelle qu'est la dégénérescence et les stigmates qui la révèlent. Si l'action dégénérative est au minimum, la régénérescence pendant la vie est possible. Si elle est grave, la déchéance de l'individu s'accroît en même temps qu'il grandit ; sa marche est fatale, progressive ; elle se transmet aux descendants. Chez eux, les stigmates sont plus nombreux, plus importants et ils s'aggravent de génération en génération jusqu'à ce que la stérilité entraîne l'extinction de la famille dégénérée.

Les stigmates physiques sont tous provoqués par le développement défectueux de l'embryon ou du sujet aux premiers moments de son existence. Ils sont le fait d'une dystrophie congénitale se révélant d'une façon précoce ou tardive mais ayant sa source dans l'affaiblissement morbide des ascendants.

L'arrêt de développement est le mécanisme principal par lequel sont créés les stigmates anatomiques.

Cela de plusieurs manières : un organe ne se forme pas, un organe reste arrêté dans certaines phases de son développement embryonnaire et continue de s'accroître mais en étant différent de ce qu'il est chez les adultes de la même race, un organe transitoire pendant la vie de l'embryon persiste chez l'individu devenu adulte.

Monstruosités. — Les monstruosités indiquent un développement embryonnaire profondément

vicié et ont une valeur considérable comme stigmates de dégénérescence.

Quelques-uns sont compatibles avec la vie : nous
les retrouverons plus loin.

D'autres ne permettent pas à l'être qui les présente
de vivre au delà de quelques jours, de quelques
heures même. Le vice de développement est si profond, il traduit une déchéance si intense qu'un tel
être se trouve représenter le dernier terme de la
série dégénérée. Sa vie cesse dès la fin de la phase
intra-utérine. L'inadaptation au milieu extérieur est
totale. Nous n'avons pas à les indiquer ici : ce seraient
des stigmates caractérisant des dégénérés qui n'ont
pas eu le temps de prendre place dans le groupe
des dégénérés. Leur inaptitude à la vie est complète.

Dans l'immense majorité des cas, l'action dystrophique est moins marquée, la déchéance organique
moins accentuée. Elle est alors représentée par les
innombrables malformations dont nous allons indiquer rapidement les principales et seulement celles
apparentes, décelables par l'examen clinique de
l'individu.

Les lésions constatées post-mortem, par la dissec-
tion et même par le microscope ont dans bien des
cas la même valeur que les anomalies extérieures
comme signes révélateurs de la dégénérescence ;
nous pensons pourtant qu'il faut réserver à celles-ci
seules le nom de stigmates dont celles-là peuvent
être regardées comme le complément et parfois,
comme l'explication anatomo-pathologique.

Asymétrie. — En tête de la liste des stigmates physiques de la dégénérescence, il convient de pla-

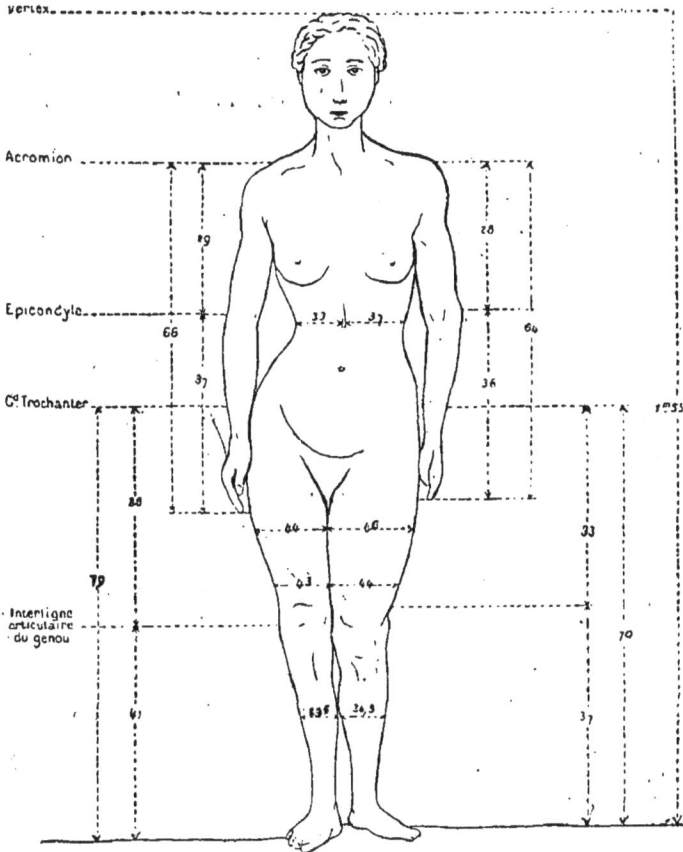

FIGURE 1

Asymétrie du corps chez une épileptique.
(D'après MM. RAYMOND et JANET) (*).

cer l'asymétrie. Le dégénéré est avant tout un irrégulier, un asymétrique. Il l'est physiquement comme il l'est moralement.

(*) *Nouvelle Iconographie de la Salpêtrière*, 1887.

L'asymétrie peut être limitée à une partie du corps,
à la tête par exemple. C'est même là le cas le plus
fréquent. Mais il n'est pas rare de la voir affecter
tout l'organisme, tous les segments du corps.
MM. Raymond et Janet en ont donné un remarquable
exemple dans la *Nouvelle Iconographie de la Salpétrière* (19). Nous leur empruntons le schéma [Fig. 17]
calqué sur la photographie du sujet dont il résume
l'observation.

Non seulement l'asymétrie est d'une fréquence
extrême chez les dégénérés, mais encore elle a une
grande importance en tant que stigmate, car elle
implique à un très haut degré le défaut d'harmonie
et d'équilibre dans les fonctions trophiques qui pré-
sident à l'évolution de l'être.

Il importe de ne pas confondre l'asymétrie de la
dégénérescence, facilement décelable, frappant les
yeux de l'observateur le moins prévenu, avec l'asymétrie normale, — la symétrie parfaite étant absolument
exceptionnelle chez les normaux, — qui est toujours
difficile à mettre en évidence et passe presque toujours inaperçue.

TÊTE, CRANE, FACE

Les anomalies du crâne et de la face ont toujours
été regardées comme ayant une valeur de tout premier ordre chez les dégénérés parce qu'un examen
superficiel les révèle facilement et parce que le vice
ostéogénique qu'elles traduisent est généralement le
résultat d'une puissante action dégénérative.

Le *crâne* peut présenter des anomalies de volume: *microcéphalie, macrocéphalie* (*), et des anomalies de forme: *asymétrie crânienne, plagiocéphalie, dolicho- céphalie exagérée, brachycéphalie exagérée, platycé- phalie, oxycéphalie, scaphocéphalie, trigonocéphalie, naticéphalie....*

Il importe de ne pas confondre les déformations congénitales — même quand elles deviennent appa- rentes seulement à un âge avancé — avec certaines déformations artificielles imprimées au crâne du nouveau-né dans quelques régions — par exemple, en France : Seine-inférieure, Vendée, Deux-Sèvres, Charente, Haute-Garonne, Ariège, Tarn, etc., — soit qu'elles dérivent de l'usage invétéré de certaines coiffures, bandelettes ou serre-tête (déformation annulaire en Normandie et en Vendée), soit qu'elles reconnaissent pour cause la manière de coucher, de porter, d'allaiter les enfants (Lot-et-Garonne) (21).

Microcéphalie — (μικρός, petit). — Anomalie par arrêt de développement du crâne et du cerveau simultanément. Il s'agit d'un arrêt de développement total du crâne, contenant et contenu, et la synostose prématurée des sutures qui joue un si grand rôle dans la pathogénie des déformations crâniennes est

(*) BROCA : Chez les demi-microcéphales, la circonférence du crâne est inférieure à 480 millimètres chez l'homme, à 475 millimètres chez la femme; la capacité est inférieure à 1.150 centimètres cubes; chez les microcéphales vrais, la circonférence est de 320-370 millimètres et la capacité de 300-600 centimètres cubes.
Normalement chez l'homme adulte européen la circonférence du crâne est, en moyenne, de 525 millimètres; chez la femme, de 500 millimètres. La capacité crânienne moyenne oscille entre 1.400 et 1,700 ç.c.

exceptionnelle chez les microcéphales. Ce qui frappe chez ces sujets, c'est la disproportion entre la face large, saillante, très développée, aux mâchoires, surtout l'inférieure, de volume exagéré et le crâne très réduit, d'une extrême petitesse, étroit, fuyant en arrière donnant, au microcéphale un profil d'oiseau.

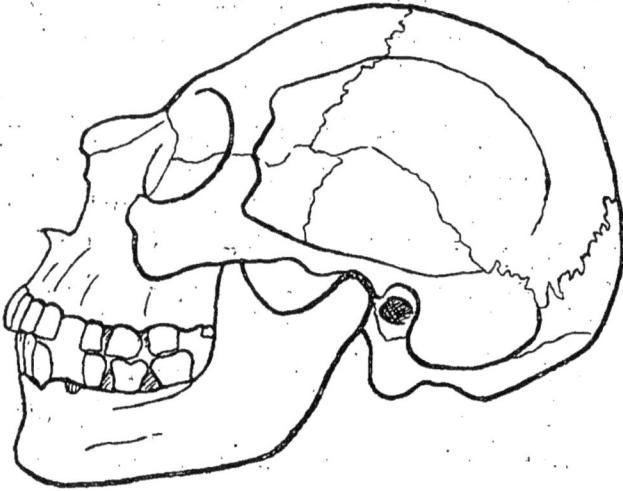

FIGURE 2

Crâne de microcéphale (1/2 grandeur naturelle).
(D'après L. MANOUVRIER) (*).

Quand la diminution de volume du crâne est moindre, on a la demi-microcéphalie, *submicroce-falia* des auteurs italiens. La microcéphalie est en relations étroites avec l'idiotie et l'imbécillité. Certains auteurs en font une déformation liée à l'atavisme (Vogt, Aeby, Ducatte, Blanchard.....). Il ne semble pas que cette hypothèse puisse être acceptée comme

(*) Art. de MANOUVRIER, in *Dictionnaire des Sciences anthropologiques,* Paris, O. Doin.

exacte (Guibert, Mingazzini, Giuffrida-Ruggeri, Baistrocchi.....) (22).

Macrocéphalie (μακρός, grand)(23). — La macrocéphalie proprement dite est le plus souvent une déformation artificielle du crâne et ne saurait également
être considérée comme un stigmate de dégénérescence ainsi que semblent le faire certains auteurs.

Chez certains sujets cependant le crâne donne
l'impression d'être trop volumineux et anormal
par excès de volume (*mégalocéphalie, céfalonie*).
Cela nous l'avons remarqué chez quelques dégénérés
et beaucoup de normaux. Donc valeur, très faible
comme stigmate.

La macrocéphalie ne mérite donc d'être citée ici
que si on regarde l'hydrocéphalie comme une de ses
variétés.

Hydrocéphalie (ὕδωρ, eau). — L'hydrocéphalie
chronique, liée à un vice de conformation du cerveau
et apparaissant, dans la grande majorité des cas,
dès la vie intra-utérine, est un important stigmate
de dégénérescence. Alcoolisme, crétinisme, syphilis,
épilepsie, etc., tels sont les antécédents héréditaires
les plus fréquemment notés en pareil cas ; comme
autres signes dégénératifs concomitants : des troubles psychiques plus ou moins marqués, souvent
l'idiotie complète, des malformations de la face, des
membres, des organes génitaux, la stérilité...

Dans l'hydrocéphalie la pression exercée de dedans
en dehors sur le crâne par le cerveau distendu le
dilate d'une façon caractéristique. Le volume du

crâne s'accroît dans des proportions considérables :
il est monstrueux comparativement à celui de la face
[fig. 3] et relativement au développement du reste du
corps [fig. 4]. Cela sans parler des cas exceptionnels,
par exemple celui rapporté par Esquirol (circonférence, 92 centimètres; diamètre antéro-postérieur,
59 centimètres; diamètre transverse, 79 centimètres).

Le visage amaigri, triangulaire, contraste avec le

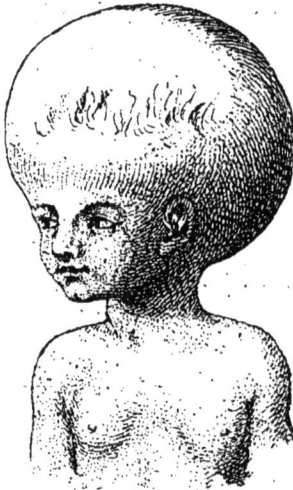

FIGURE 3
Tête d'enfant hydrocéphale (forme de ballon).

volume du crâne dont tous les diamètres sont exagé-
rés. Vue de face, la tête affecte la forme d'une
pyramide renversée.

Le crâne a l'aspect d'un ballon, quelquefois celui
d'un chapeau de gendarme (Bourneville), comme
dans le cas d'un crâne existant au Musée d'anatomie
pathologique [fig. 5] et d'un autre crâne du Labora-
toire de médecine légale, de l'Université de Lyon.

Dans quelques cas d'hydrocéphalie peu marquée, on observe la projection en avant du front avec proé-

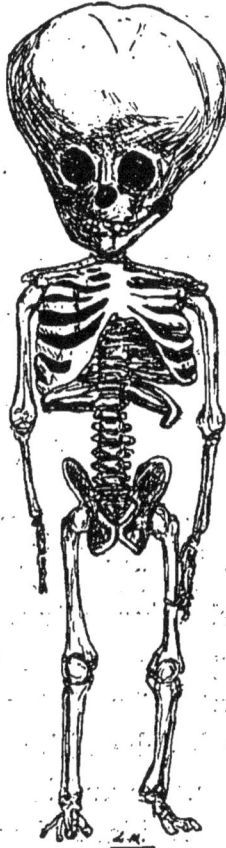

FIGURE 4

Squelette d'hydrocéphale.

(Musée d'anatomie pathologique de l'Université de Lyon).

minence de la glabelle sur la face : c'est l'*hyperor-thognathie*, exagération de l'orthognathie si souvent normale chez les enfants (24).

Asymétrie crânienne. — L'asymétrie crânienne légère, inappréciable à un examen superficiel est normale : aucun des nombreux crânes qu'il nous a été donné d'examiner n'était parfaitement symétrique.

L'asymétrie crânienne assez marquée pour attirer facilement l'attention devient une anomalie que l'on rencontre avec une extrême fréquence chez les dégénérés.

Quelquefois, il s'agit de crânes mal conformés, irréguliers dans toutes leurs parties, échappant à toute description méthodique. Le plus souvent, l'asymétrie crânienne réalise des anomalies de forme dont nous indiquons dans autant de paragraphes les principales variétés.

Il est difficile par les procédés d'examen habituels de se rendre compte rapidement, sur le vivant, du degré de l'asymétrie d'un crâne, surtout lorsqu'il s'agit d'un crâne appartenant à la première des deux catégories précédentes. Aussi devons-nous indiquer ici le résultat des recherches, faites récemment et non encore publiées, de notre ami le Dr Étienne Martin.

Étienne Martin en vérifiant chez divers dégénérés la réalité de ce fait que nous avions observé en mesurant — il y a quatre ans — de nombreux épileptiques à l'Hôtel-Dieu de Lyon, à l'hospice du Perron, à l'asile de T... (Drôme), etc: *l'inégalité des deux diamètres hauteurs auriculo-bregmatiques* (L. Mayet), a pu constater que cette inégalité répondait à une obliquité de la ligne bi-auriculaire — normalement horizontale — et que cette obliquité était d'autant plus marquée que l'asymétrie générale du crâne était plus considérable.

La différence de hauteur des deux hauteurs auriculo-bregmatiques mesurées soit avec le compas

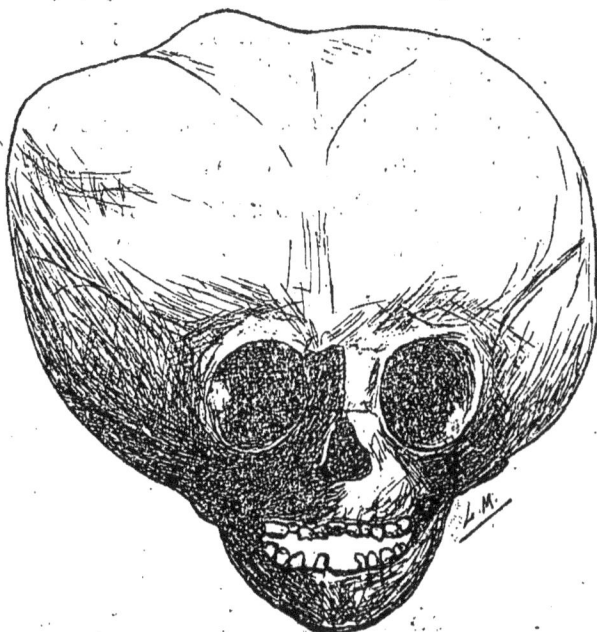

FIGURE 5

Crâne d'hydrocéphale.

Déformation en chapeau de gendarme caractérisée par un aplatissement considérable du crâne dans le sens antéro-postérieur. (*Musée d'anatomie pathologique de l'Université de Lyon*).

glissière à branches de longueur variable dont nous nous servons habituellement pour nos recherches anthropométriques, soit avec le compas plus simple d'Étienne Martin, indique le degré d'obliquité de la ligne bi-auriculaire. Si cette obliquité est notable, il convient de rechercher attentivement les autres

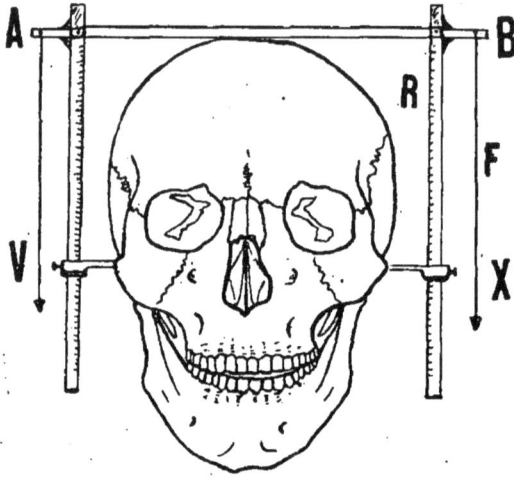

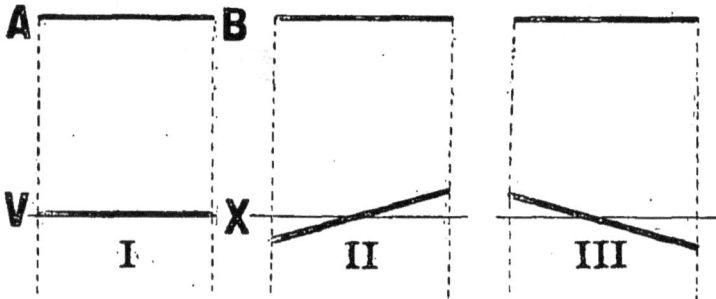

FIGURE 6

Détermination de l'obliquité de la ligne bi-auriculaire d'Etienne Martin (1/2 schématique, par L. MAYET).

. — Ligne bi-auriculaire horizontale d'un crâne sensiblement symétrique.

A, B, ligne horizontale passant par le vertex.

V, X, ligne horizontale passant par des conduits auditifs externes.

R, règle graduée du compas.

F, fil à plomb destiné à placer la règle R exactement verticale et par suite, la branche supérieure du compas exactement horizontale.

II. -- Ligne bi-auriculaire oblique droite d'un crâne asymétrique.

III. — Ligne bi-auriculaire oblique gauche d'un crâne asymétrique.

malformations dont le sujet est alors presque toujours porteur.

L'obliquité de la ligne bi-auriculaire d'Étienne Martin est un précieux élément de diagnostic de l'asymétrie crânienne et par suite de la dégénérescence.

Plagiocéphalie. — La plagiocéphalie (πλαγιός, oblique), ou déformation oblique ovalaire du crâne, est une forte asymétrie du crâne produite par le développement exagéré de la partie antérieure d'un côté et de la partie postérieure de l'autre côté.

Le diamètre antéro-postérieur maximum ne correspond plus à la ligne médiane, mais est oblique ou en diagonale. La plagiocéphalie est donc une asymétrie oblique croisée, mais il est rare que la déformation antérieure fasse équilibre morphologiquement à la déformation postérieure et réciproquement.

Pour être regardée comme un signe de dégénérescence, la plagiocéphalie doit être très marquée, car, — et nous répétons ici ce que nous avons déjà dit plus haut, — les crânes parfaitement symétriques sont exceptionnels, les crânes légèrement plagiocéphales, presque la règle. Cela, nous avons pu le constater au cours de recherches anthropologiques faites sur plusieurs centaines d'individus normaux et l'examen des contours du crâne relevés à la lame de plomb avec le plus grand soin, la comparaison des diamètres crâniens nous permettent de confirmer ici les conclusions de Frænkel et de Roscioli.

La plagiocéphalie s'observerait également fré-

quente à droite et à gauche (Manouvrier). Elle serait
plus fréquente du côté droit de la tête chez les
aliénés (Sommer). Morselli a constaté la fréquence
de l'asymétrie chez les idiots.

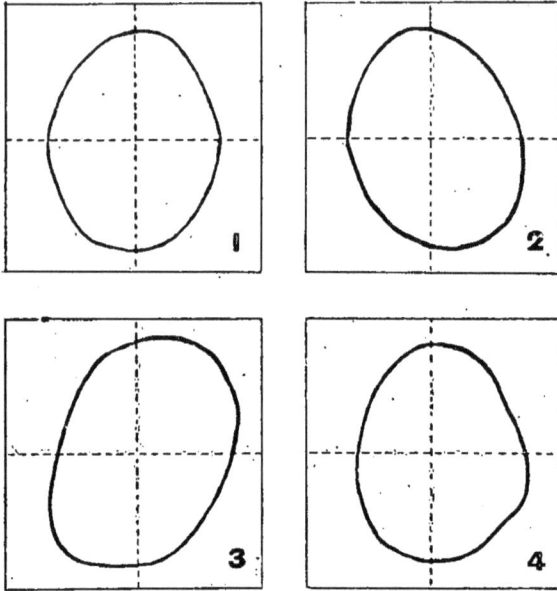

FIGURE 7

Plagiocéphalie.

Contour de la tête relevé à la lame de pomb (1/2 schématique).

1. — Crâne à peu près symétrique d'un homme normal.
2. — Plagiocéphalie avec déformation oblique ovalaire relevée chez un
   homme normal.
3. — Plagiocéphalie relevée chez un homme épileptique.
4. — Plagiocéphalie dite pariétale relevée chez un homme hystéro-
   épileptique.

Personnellement, nous avons observé la plagiocéphalie très marquée chez un grand nombre de dégénérés, mais sans remarquer de prédominance nette
pour le côté droit ou pour le côté gauche. Nous avons

également constaté sa grande fréquence chez les épileptiques dont la conformation est — comme cela est scientifiquement établi depuis longtemps — dominée par la loi d'asymétrie (25).

Dolichocéphalie et brachycéphalie exagérées.
— Les diamètres antéro-postérieur et transverse

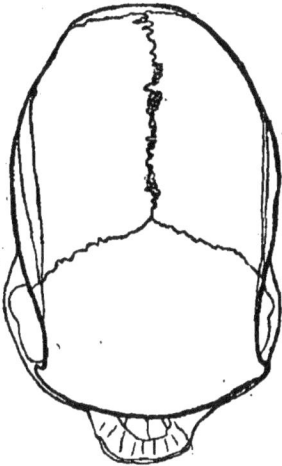

FIGURE 8
Dolichocéphalie.
Crâne de Néo-Calédonien, recueilli par le docteur Boyer.
Ind. céph. = 65.

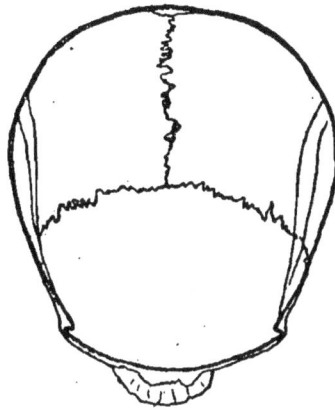

FIGURE 9
Brachycéphalie.
Crâne d'Auvergnat de Saint-Nectaire, recueilli par le Dr Pommerol. Ind. céph. = 90,86 (').

maximum du crâne, qui ont une importance capitale en anthropologie, peuvent acquérir une réelle valeur séméiologique au point de vue de la dégénérescence. Leur rapport donne l'*indice céphalique* (*indice céphalométrique*, si les diamètres sont mesurés sur le

(') Société d'anthropologie de Paris.

vivant ; *indice craniométrique*, s'ils le sont sur le squelette), que représente la formule :

$$\frac{\text{Diamètre transverse maximum} \times 100}{\text{Diamètre antéro-postérieur max.}} = \text{I. C.}$$

D'autant plus faible que le crâne est plus long, plus étroit, et d'autant plus fort que le crâne est plus court, plus large, l'indice céphalique acquiert comme caractère de race une valeur extrême, car il exprime la forme générale de la tête. Il donne une première indication très nette, très claire, permettant de diviser l'infinie variété de forme des crânes en trois groupes :

Crânes dolichocéphales ou crânes longs. . . . . . au-dessous de 77,77
Crânes brachycéphales ou crânes courts . . . . . 80 et au-dessus.
Crânes mésaticéphales ou crânes intermédiaires . . 77,78 à 80.

Chez les dégénérés existent fréquemment des variations de l'indice céphalique indépendantes des variations ethniques.

Les recherches de Lombroso, de Bono et Dotto, de J. Teissier, etc., celles que nous-même avons faites chez 225 épileptiques et chez un grand nombre d'autres dégénérés, comparativement à plusieurs centaines d'individus pouvant être considérés comme normaux, nous permettent de dire que très souvent la dégénérescence modifie en les exagérant les caractères régionaux de l'indice céphalique et, en pareil cas, les dégénérés de race brachycéphale sont plus brachycéphales, les dolichocéphales, plus dolichocéphales (*). Chez les mésaticéphales, les variations pathologiques de l'indice céphalique sont à peu prës impossibles à apprécier.

Ces derniers mis à part, nous pensons que très souvent la dolichocéphalie exagérée (ultra-dolicho.), ou la brachycéphalie exagérée (ultra-brachy.) peuvent être regardées comme un stigmate de dégénérescence (26) (**).

Platycéphalie. — L'indice vertical du crâne, — indice mixte de hauteur-longueur-largeur, — est le rapport de la hauteur du crâne à sa longueur et à sa largeur maxima. Il est représenté par la formule :

$$\frac{\text{Diamètre vertical} \times 100}{\frac{\text{D. ant.-post. max.} + \text{D. transv. max.}}{2}} = \text{I. V. mixte}$$

L'indice vertical divise les crânes en : platycéphales (πλατύς, large, aplati), crânes bas ; orthocéphales (ὀρθός, droit, régulier), crânes moyens ; hypsicéphales (ὕψος, élévé), crânes élevés.

Pratiquement, sur le vivant, le diamètre vertical sus-auriculaire, — différence de hauteur du vertex et

(*) Un Savoyard, de Bozel, âgé de dix-neuf ans, berger goitreux, demi-crétin avec bec-de-lièvre et oreilles en anses. nous a donné un indice céphalique de 9ɪ,17.

Un épileptique, âgé de trente-et-un ans, fils d'un père alcoolique et d'une mère névropathe, originaire de la Haute-Vienne, atteint de grandes crises convulsives depuis l'âge de onze ans, mesuré par nous à l'Hôtel-Dieu de Lyon, avait un indice céphalique de 68,29.

(**) Nous devons signaler ici la faible dimension du diamètre bi-pariétal que Knapp aurait fréquemment constaté chez les tuberculeux et qui traduirait la prédisposition de terrain pour la phtisie. Nous ne savons quelle est la valeur de ce signe, si tant est qu'il en est une. (Cf. KNAPP. Le diamètre bi-pariétal, sa valeur symptomatique et diagnostique dans la tuberculose. *Médical Record*, 1897, p. 265.)

du conduit auditif — est obtenu avec une approxima-
tion suffisamment exacte en mesurant la hauteur
auriculo-bregmatique au moyen d'un compas glissière
à branches inégales (fig. 10).

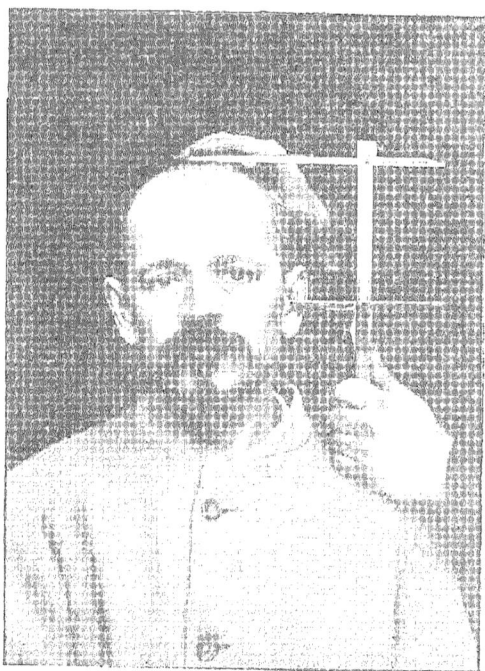

FIGURE 10
Diamètre vertical sus-auriculaire
(hauteur auriculo-bregmatique.)

L'inégalité des deux hauteurs, auriculo-bregmatiques — droite et gauche — est la règle quand on a
affaire à un crâne asymétrique (L. Mayet). La ligne
bi-auriculaire est alors oblique au lieu d'être horizontale (E. Martin).

La platycéphalie exagérée peut être rapprochée de

la dolichocéphalie et de la brachycéphalie exagérées.
Elle a la même signification.

La platycéphalie peu accentuée est un caractère
ethnique sans aucune signification dégénérative. Par
exemple, les crânes surbaissés ou *chamæcéphales* de
la population de la Frise. Aussi, sans partager l'opinion de Næcke qui dénie à la platycéphalie toute

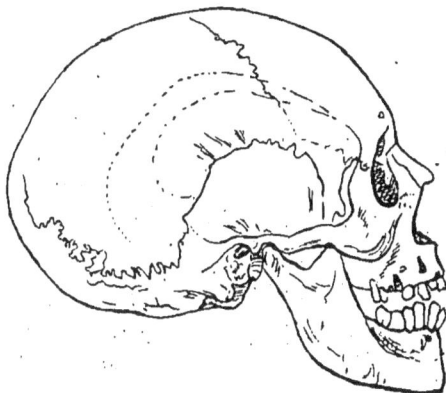

FIGURE 11

Crâne chamæcéphale ou surbaissé d'un habitant de la Frise.

(D'après VIRCHOW).

(Mésochamæcéphalie chez un dolichocéphale. Indices de longueur-hau-
teur 67; de largeur-hauteur 88; céphalique 76.)

valeur comme stigmate, nous nous mettons d'accord
avec Virchow, Verga, Gudden, Meynert, Ruggeri,
pour ne pas exagérer cette valeur.

Hypsicéphalie. — La forme du crâne inverse de la
platycéphalie est l'hypsicéphalie. Le vertex apparaît
élevé mais non pointu. La hauteur auriculo-bregmatique est de beaucoup supérieure à la normale.
Quand l'élévation de la voûte crânienne s'associe

à une étroitesse marquée de la région fronto-tempo-
rale, on a l'*ipsistenocefalie* des auteurs italiens.

L'hypsicéphalie est fréquemment en rapport avec
l'oxycéphalie.

L'**oxycéphalie** (synonymes : oxycéphalie (ὀξύς,
pointu), tête pointue de Virchow; acrocéphalie (ακρος,

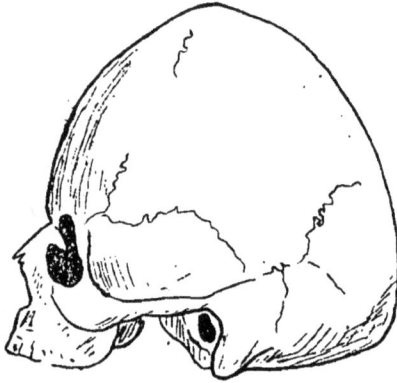

FIGURE 12

Oxycéphalie (Crâne d'Auvergnat, Muséum, collection Rouzon).
(D'après HANOTTE) (*).

haut); tête élevée de Lucæ, de Topinard ; crâne en
forme de tour, Meynert) est une déformation provoquée par la synostose prématurée, pathologique, des
sutures coronale, médio-frontale, sagittale, avec
développement compensateur de la région bregmatique (**).

(*) V. Index bibliographique, n° 27.

(**) Les récentes recherches de Placzek sur le développement du squelette des idiots viennent à l'appui de la doctrine des déformations crâniennes par synostose prématurée en montrant que l'ossification se fait
plus rapidement chez les idiots que chez les normaux (27).

Elle est caractérisée surtout par l'augmentation du diamètre vertical du crâne, donnant à la tête une forme acuminée et au front une hauteur démesurée.

Très fréquemment les arcades sourcilières sont effacées « comme si la loge frontale en s'élevant avait attiré à elle la partie supérieure des orbites ». Il en résulte une saillie plus ou moins apparente des globes oculaires, saillie qui peut être considérable chez certains acrocéphales.

L'oxycéphalie ne doit pas être confondue avec l'hydrocéphalie frontale. La similitude des déformations n'est qu'apparente et leur pathogénie est toute différente. De plus, l'hydrocéphalie implique un état dégénératif beaucoup plus marqué et s'accompagne fréquemment de troubles psychiques, plutôt rares chez les acrocéphales (27).

La **scaphocéphalie**, — barque, crâne en carène, crâne en toit... — est la déformation qui résulte de la synostose totale et précoce (intra-utérine très probablement) de la suture sagittale. [Fig. 13].

Le crâne, dont la grande longueur et la grande étroitesse attirent l'attention, prend la forme d'un toit, d'une barque renversée... ou plus exactement : le front est droit, bombé, étroit ; l'occiput globuleux et conique, est projeté en arrière à partir de la suture lambdoïde ; de l'un à l'autre s'étend une crête — horizontale dans la moitié antérieure, puis inclinée — sur les côtés de laquelle règnent deux pentes semblables à un toit, que l'effacement des bosses pariétales rend encore plus saisissantes (Topinard).

La scaphocéphalie est une malformation rare et sa
valeur comme stigmate de dégénérescence n'est pas
encore définitivement établie (28).

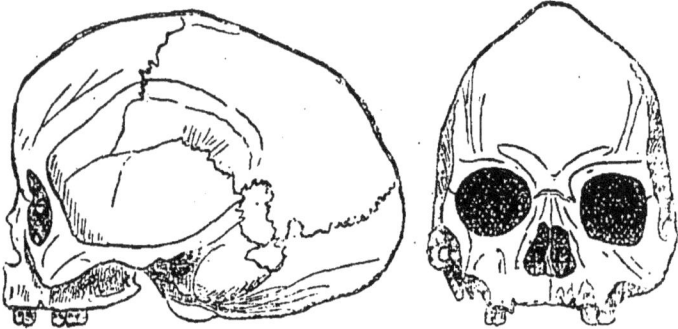

FIGURE 13

Crâne scaphocéphale d'une négresse.

(Dessins stéréographiques, d'après BROCA) (*).

Trigonocéphalie (τρίγωνον, triangle). — La trigonocéphalie est due à la synostose, antérieure à la
naissance, de la suture médio-frontale. Vu d'en haut,
le crâne a l'aspect d'un triangle. La région frontale
est en forme de coin : à la suture métopique correspond une crête plus ou moins marquée et les bosses
pariétales sont très apparentes.

La tête a l'aspect d'un triangle à sommet antérieur
cela comme conséquence de la soudure même des
deux os frontaux par trouble de la circulation com-
mune (Papillault).

La tendance à la trigonocéphalie n'est pas rare

chez les dégénérés. La trigonocéphalie réalisée au degré présenté par le crâne du musée Broca, dont nous donnons ici la figure d'après Topinard, est exceptionnelle. Personnellement nous n'avons pas eu l'occasion de l'observer (29).

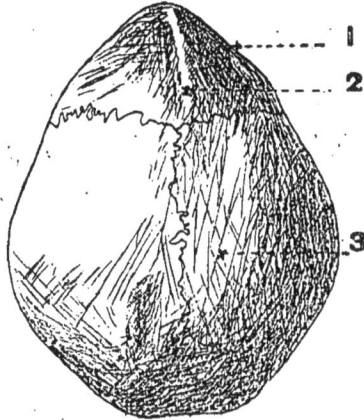

FIGURE 14

Crâne trigonocéphale (Musée Broca).
(D'après Topinard).

1. Front en forme de coin ; 2. Suture médio-frontale synostisée et saillante ; 3. Bosses pariétales.

Une déformation voisine de la trigonocéphalie est la **sphénocéphalie**, dans laquelle le crâne est allongé en forme de coin au niveau de la région bregmatique.

Naticéphalie. — La déformation natiforme du crâne est plus rare encore que les deux précédentes et n'a guère été signalée que chez les dégénérés hérédo-syphilitiques.

C'est, dit M. E. Fournier (30), un crâne qui représente assez exactement la forme des fesses (nates) et
cela à deux points de vue : 1° C'est un crâne renflé à
sa partie supéro-postérieure en deux moitiés globu-
leuses par une ampliation sphéroïdale de la région
occipito-pariétale.

2° C'est un crâne parcouru sur la ligne médiane et
dans le sens antéro-postérieur par une rigole inter-
médiaire avec deux renflements latéraux. Pour conti-
nuer la comparaison, cette rigole représente le pli
interfessier par rapport aux deux tubérosités latérales
figurant les fesses.

La plupart des malformations craniennes donnent
au **front** des caractères qui sont souvent à eux seuls
une véritable étiquette indiquant la dégénérescence.

Tels, par exemple, le *front bas et fuyant* des
microcéphales, de certains idiots ; le *front olympien*
— proéminence plus ou moins accusée, hauteur et
largeur exagérées — du dégénéré hérédo-syphilitique ou hydrocéphale, etc., le *front en carène*, —
saillie médiane correspondant à la suture médio-
frontale, — etc.

Nous ne faisons que mentionner :

La **clinocéphalie**, la **cimbocéphalie** dans lesquelles le crâne affecte la forme d'une selle par
dépression notable de la région bregmatique.

La **sténocrotaphie**, caractérisée par l'étroitesse
de la région frontale correspondant à l'insertion des
muscles temporaux, avec grand développement de
l'arcade zygomatique et forme losangique du vertex.

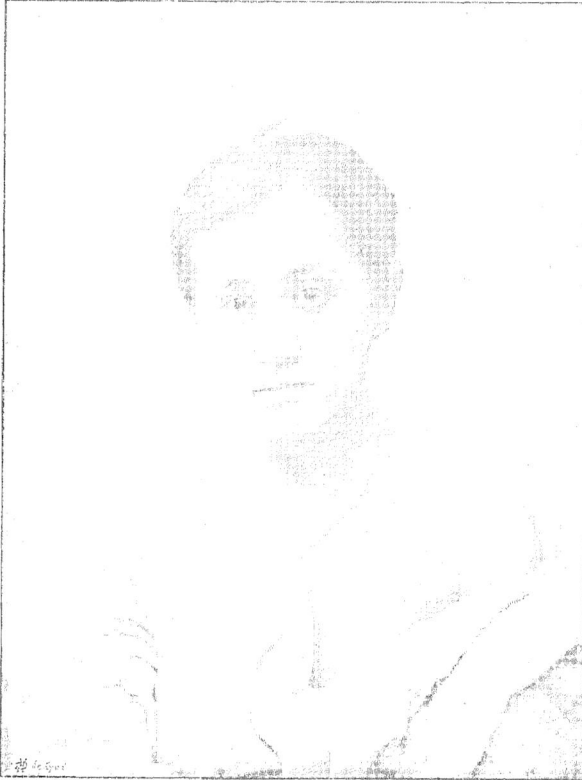

FIGURE 15

Asymétrie crânio-faciale chez une dégénérée.

La **trococéphalie**, dans laquelle le diamètre transverse du crâne est considérablement exagéré, atteint presque la longueur du diamètre antéro-postérieur et donne ainsi une forme particulière de crâne ultra-brachycéphale.

Asymétrie de la face. — Les différentes malformations que nous venons de passer en revue réalisent sous des aspects différents une asymétrie exagérée, anormale, du crâne.

Nous avons insisté aussi sur ce fait que l'asymétrie se retrouvait dans tout l'organisme du dégénéré. Or, plus encore à la face qu'au crâne ou que dans toute autre partie de l'organisme, cette asymétrie est apparente.

Lorsqu'elle ne présente qu'un très faible degré elle est normale. Il n'y a pas de visage parfaitement symétrique dans toutes ses parties. Plus marquée, elle va de pair avec l'asymétrie du crâne. Elle devient alors choquante pour l'œil le moins exercé car elle détruit l'harmonie du visage. [Fig. 15].

La saillie inégale, plus marquée d'un côté, du front et des arcades orbitaires; les dimensions différentes des orbites; l'abaissement ou le soulèvement d'un des orbites; l'inégalité de la proéminence des os malaires; la rotation de la face qui se trouve être alors déviée latéralement et verticalement... sont les caractères dominants de ce « strabisme du visage », comme l'a défini Lasègue.

Il ne faut pas toutefois confondre l'*asymétrie faciale congénitale*, osseuse, avec certaines *asymé-*

tries acquises, fonctionnelles, très souvent d'origine otique, que nous avons souvent constatées dans le service de notre maître, M. Lannois, et à la description desquelles M. Pautet a consacré sa thèse inaugurale.

La recherche de l'asymétrie faciale est parfois délicate et doit être faite en plaçant le sujet de face, puis de profil.

Elle est surtout fréquente chez les dégénérés inférieurs, plus particulièrement chez les dégénérés épileptiques et c'est surtout chez ceux-ci qu'elle a été étudiée (31).

Arrêts de développement de la face. — Nous avons vu quelle signification il fallait accorder aux arrêts de développement en tant que stigmates de la dégénérescence. A la face ils peuvent être très apparents, la description en est faite dans tous les traités de pathologie, car la plupart sont justifiables d'une intervention chirurgicale : nous ne faisons que les énumérer.

Ce sont : les *lignes cicatricielles* dites « guérison intra-utérine du bec-de-lièvre »; les *fissures congénitales* et surtout le *bec-de-lièvre* avec ses différentes variétés : fissure labiale simple et intégrité osseuse apparente, fissures complexes (lèvre, maxillaires supérieurs et intermaxillaires, voûte palatine, voile du palais...), la *gueule de loup*... la *division du voile du palais*, les *anomalies de la voûte palatine* (38).

Le type mongoloïde de la face peut être rangé

parmi les stigmates de la dégénérescence quand il se rencontre dans nos races européennes, à cause de sa fréquence relative chez les idiots et des anomalies nombreuses qui l'accompagnent généralement.

Prognathisme. — Les anthropologistes sont loin d'être d'accord sur la définition à donner du progna-thisme et « il y a de tout sous la rubrique du mot prognathisme (Topinard) »

Le sens étymologique du mot (πρὸ, en avant, et γναθὸς, mâchoire) est le plus exact pour le point particulier qui nous préoccupe ici et sans entrer dans aucune discussion théorique, nous admettrons le terme *prognathisme supérieur* pour désigner la proé-minence exagérée de l'arcade dentaire supérieure et des dents qui s'y implantent ; le terme *prognathisme inférieur* pour indiquer la projection en avant de la mâchoire et des dents inférieures ; le terme *progna-thisme proprement dit* se rapportant à la projection en avant des deux maxillaires, sans défaut de concor-dance.

En réalité tout le monde est prognathe, mais pour le prognathisme comme pour la brachycéphalie ou la dolichoéphalie, il y a une question de degré.

Chez l'Européen « l'allongement ou la proéminence des mâchoires qu'est le prognathisme, est excep-tionnel, tandis qu'il est habituel dans les races noires de l'Afrique centrale et d'Océanie ». Or chez l'Euro-péen normalement peu prognathe, le prognathisme exagéré est souvent en relation avec la dégénéres-cence. Il est fréquent chez les dégénérés inférieurs et a souvent été signalé chez les idiots. Nous l'avons rencontré chez plusieurs épileptiques.

Il n'a de valeur comme stigmate que s'il est très accusé et point n'est besoin, pour le déceler en pareil cas, de mesurer l'angle facial : un simple coup d'œil sur le sujet placé de profil est suffisant.

Mâchoire inférieure. — Le grand développement de la mandibule est regardé par la plupart des auteurs comme un signe de dégénérescence. Il a été recherché surtout chez les dégénérés criminels.

L'aspect de la physionomie des individus à mâchoire inférieure très développée, à masséters volumineux a, sans aucun doute, quelque chose de très spécial et imprime à la figure un cachet de sensualité bestiale et de cruauté, mais nous ne nous croyons pas autorisé à regarder ces caractères comme de très importants signes de dégénérescence. Sauf dans certains cas où la mandibule est énorme, il n'est d'ailleurs pas aisé de dire si elle a un développement exagéré ou simplement normal.

L'apophyse lémurienne d'Albrecht est représentée par une saillie parfois considérable du bord inférieur de l'angle de la mâchoire. Elle n'est pas rare chez les individus normaux, mais elle serait plus fréquemment observée et apparaîtrait plus développée chez les dégénérés, particulièrement chez les épileptiques (32) encore que l'apophyse lémurienne soit difficile à distinguer sur le vivant.

Un caractère plus important à indiquer est le

défaut de chevauchement des arcades dentaires (Camuset, 20 p. 100 ; Giuffrida-Ruggeri, 52 p. 100, surtout fréquent chez les aliénés (34).

Dents. — Les anomalies dentaires sont communes chez les dégénérés. Elles ont une très grande valeur comme stigmates (35).

Anomalies de l'évolution. — Celles-ci portent presque toujours sur la seconde dentition — sur laquelle d'ailleurs sont observées la plupart des malformations dentaires — et sont représentées par le retard, la chute précoce ou tardive de la première dentition ; par le retard et parfois même l'absence de la seconde dentition ; par la persistance des dents de lait ; par l'apparition anormale de la dent de sagesse, etc.

Anomalie de nombre. — La formule dentaire normale (demi-arcade) : deux incisives, une canine, deux prémolaires, trois molaires, peut être modifiée par excès, par défaut, par soudure. Par excès : présence d'incisives surnuméraires, duplication d'une ou de plusieurs canines, éruption d'une quatrième molaire, etc... Par défaut : absence des incisives médianes, de canines. Par soudure : deux dents incisives médianes peuvent se trouver soudées et la diminution numérique n'est alors qu'apparente.

Anomalies de volume. — Elles sont représentées par : l'infantilisme dentaire, le microdontisme, qui est

L. MAYET.   4

le plus souvent partiel et, en pareil cas, certaines dents ont l'aspect de dents d'enfant à côté de dents normalement développées ; par le nanisme dentaire, dents très petites, dents de poupée ; par le gigantisme dentaire, quelquefois isolé et portant de préférence sur les canines, le plus souvent associé au nanisme.

Anomalies de forme. — Ces anomalies sont d'une fréquence extrême. Une canine a la forme d'une incisive, une incisive prend la forme conoïde d'une canine ; dans d'autres cas, la concavité ou la convexité du sommet de la dent, sont exagérées ; dans d'autres cas encore, les dents ne peuvent plus être comparées à une dent normale : on se trouve en présence d'un véritable amorphisme dentaire.

Aux anomalies de forme, peuvent être rattachées les cannelures, les incisures, les érosions de la couronne et du sommet de la dent, qui sont la conséquence de véritables anomalies de structure. Dans cette catégorie il faut faire une place à part à l'échancrure semi-lunaire, affectant les incisives médianes supérieures de seconde dentition — dents d'Hutchinson — dont on sait la valeur comme stigmate de la dégénérescence hérédo-syphilitique, et aux dents cannelés qui ont sur leur couronne des stries profondes séparées par des saillies relativement volumineuses et que l'on observe assez fréquemment chez les dégénérés idiots et chez les épileptiques (Mme Sollier et recherches personnelles.)

Anomalies d'implantation et de direction. — Dans

quelques cas, la dent pousse plus ou moins loin des bords maxillaires et cette implantation vicieuse, irrégulière a pour conséquences l'alignement défectueux des dents, leur projection exagérée en avant ou en arrière, leur chevauchement, la production de lacunes interdentaires, etc..

Hétéropies dentaires. — Dents implantées plus ou moins loin, parfois très loin, des mâchoires, par exemple, voûte palatine, peau, muqueuse du vagin, etc.

Vulnérabilité dentaire dont le résultât est la destruction précoce des dents par usure, par carie et, par suite, l'*édentation rapide*.

Avec les anomalies dentaires, coïncident fréquemment l'asymétrie des arcades, d'où projection en avant du maxillaire supérieur et retrait du maxillaire inférieur (prognathisme supérieur), ou réciproquement (prognathisme inférieur), d'où surtout défaut d'engrènement des dents qui se correspondent chez les sujets normaux.

Largeur excessive ou étroitesse excessive de l'espace inter-orbitaire.

Nez. — Absence totale du nez. Absence de la cloison. Rétrécissement des fosses nasales. Déviation du nez. Déviation de la cloison et asymétrie des narines.

Zygomas saillants.

Voûte palatine. — Au lieu de former une voûte légèrement concave, les apophyses palatines des maxillaires supérieurs sont refoulées en haut et la voûte apparaît étroite, haute, comme enfoncée dans les fosses nasales : c'est l'*ogivalité de la voûte palatine*. Dans d'autres cas, au lieu d'une voûte ogivale, on observe une voûte abaissée. D'autres malformations peuvent exister : fissure médiane ou, au contraire, saillie de la suture médiane et irrégularités de la muqueuse à ce niveau, etc. (22).

Voile du palais. — Division congénitale. Bifidité de la luette.

Langue. — Asymétrie de volume des deux côtés. Macroglossie. Microglossie. Bifidité de la pointe. Fissure médiane...

Lèvres. — Fissure labiale, liée au bec-de-lièvre. Exstrophie des lèvres : renversement de celles-ci et saillie de la muqueuse. Occlusion ou atrésie très prononcée de l'orifice buccal (rare). Déviation de l'orifice buccal. Lèvres épaisses, proéminentes.

Oreille (36). — Un certain nombre de malformations de l'oreille externe ont été décrites par Morel et mises par lui au rang des meilleurs signes de la dégénérescence, plus particulièrement de la dégénérescence due à la tare névropathique des parents. (*Oreille de Morel :* pavillon mal développé, absence ou irrégularités du lobule, oreille mal ourlée... désharmonie de l'ensemble).

Depuis, l'attention des auteurs qui se sont occupés de la dégénérescence avec la criminalité semble s'être portée avec prédilection sur les anomalies du pavillon de l'oreille et son étude a suscité de nombreux mémoires. C'est qu'en effet, comme le dit

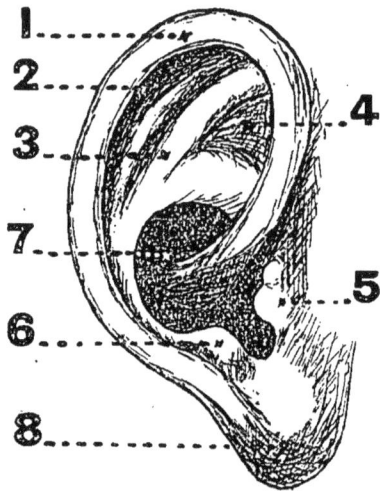

FIGURE 16

Pavillon de l'oreille, face externe.

1. Hélix; 2. Gouttière de l'hélix; 3. Anthélix; 4. Fossette scaphoïde de l'anthélix; 5. Tragus; 6. Antitragus; 7. Cavité de la conque; 8. Lobule.

Frigerio, le pavillon de l'oreille doit être placé en première ligne parmi les organes qui offrent des caractères de dégénérescence et, comme le remarque M. Legrain, l'oreille externe est l'un des organes qui chez le dégénéré présentent le plus fréquemment des anomalies.

Aux faits d'observation de Morel, de Frigerio, de

Féré, de Morselli, de Lombroso, etc., s'ajoutent les faits d'expérience confirmatifs de MM. Gley et Charrin, les statistiques considérables de Gradenigo qui portent sur 15.000 hommes et 10.000 femmes.

Nous n'avons pas à insister sur la description anatomique du pavillon de l'oreille normal : un schéma suffira à la remettre en mémoire. [Fig. 16, p. 53.]

Les anomalies observées chez les dégénérés portent sur la totalité de l'oreille externe ou seulement sur une portion limitée de celle-ci. Ce sont :

Absence congénitale du pavillon ;

Oreille mal implantée ;

Oreille démesurément grande ;

Développement exagéré du pavillon dont la partie supérieure peut même retomber au dehors comme une oreille de chien ;

Arrêts de développement, atrophie plus ou moins prononcée : le pavillon arrive parfois à n'être représenté que par un rudimentaire bourrelet fibro-cartilagineux ;

Asymétries diverses : oreille triangulaire, ovoïde, en cornet... ; oreille d'un côté plus grande que celle de l'autre.

Anomalies de position : implantation vicieuse du pavillon (cou, joue, épaule) ; à un moindre degré, insertion du pavillon soit plus haut, soit plus bas, soit plus en arrière d'un côté que de l'autre, anomalie coïncidant fréquemment avec l'asymétrie crânio-faciale ;

Augmentation de l'angle auriculo-temporal (Frigerio) ;

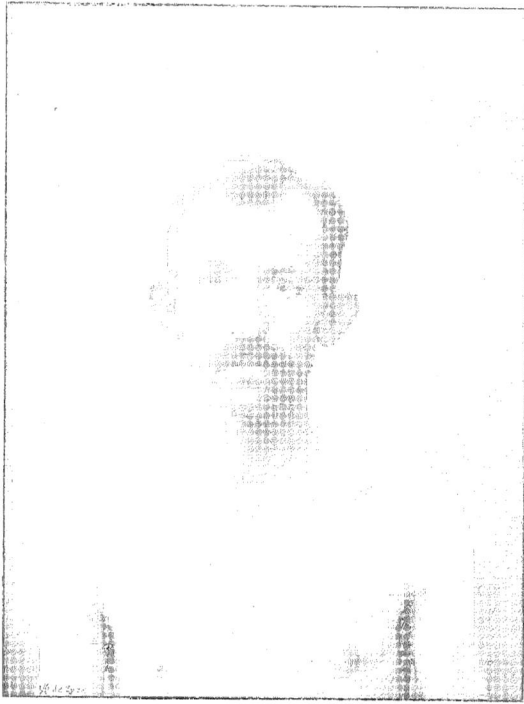

FIGURE 17

Oreilles en anses (Dégénéré hérédo-tuberculeux).

Anomalies de direction dont la plus typique est celle des *oreilles en anse*. Le pavillon cesse d'être appliqué contre le crâne et vu de face semble s'y fixer à la façon des anses d'un vase. La physionomie prend un aspect simiesque.

Hélix. — Hélix incomplet. Hypertrophie de l'hélix. Développement considérable de la partie supérieure de l'hélix. Saillie exagérée de l'hélix. Déplissement de l'hélix.

Oreille de Wildermuth (saillie plus accentuée de l'anthélix comparativement à l'hélix). Persistance du tubercule de Darwin à l'angle émoussé que forme l'hélix en arrière et en haut ; le tubercule de Darwin n'a pas grande valeur comme stigmate et nombreux sont les sujets aussi normaux qu'il est possible de l'être, qui le possèdent. La pointe de Darwin, due à l'évolution incomplète de l'hélix, est beaucoup moins fréquemment observée et l'a été surtout chez les dégénérés.

Anthélix. — Absence ou dépression ou proéminence exagérée de l'anthélix.

Tragus. — Double au lieu d'être unique ; conique au lieu d'être quadrangulaire.

Antitragus. — Absence. Renversement en bas.

Lobule. — Absence complète du lobule ; petitesse extrême du lobule ; adhérence et sessilité totales, demi-adhérence, palmure du lobule. Développement et allongement, parfois considérable, du lobule.

Division congénitale du lobule regardée par Israël comme une anomalie de développement.

Nous remarquerons que les anomalies du lobule ont peu d'importance et que notamment l'adhérence de celui-ci est fréquente chez les sujets les plus normaux.

Cavité de la conque, fossette scaphoïde de l'anthélix, gouttière de l'hélix, plus ou moins modifiées par les anomalies des saillies qui les délimitent.

Œil (37). — Asymétries de l'orbite.
Sourcils épais avec tendance à se réunir.
Kystes congénitaux de la queue du sourcil.
Obliquité de la fente palpébrale.
Caractères mongoloïdes de l'œil, observés de préférence chez la femme et chez l'enfant.
Adhérence des paupières entre elles ou au globe oculaire.
Division congénitale des paupières ou coloboma palpébral, résultant d'un arrêt de développement (Demarres, Tillaux, Gillette, etc.) qui entraîne chez l'embryon l'occlusion incomplète de la fente oblique de la face.
Anomalie de volume du globe de l'œil.
Astigmatisme traduisant le développement défectueux de la cornée. L'astigmatisme contre la règle (*),

_____

(*) L'astigmatisme contre la règle est représentée par ces deux types : l'astigmatisme hypermétropique corrigible par des verres cylindriques à axe horizontal, dit par abréviation *astigmatisme hypermétropique horizontal* et l'*astigmatisme myopique vertical*. Ces deux types sont dits « contre la règle », parce que la règle veut que l'astigmatisme soit corrigible par des verres cylindriques verticaux, lorsqu'il est hypermétropique et par des verres cylindriques horizontaux, lorsqu'il est myopique (L. Dor).

— myopique ou hypermétropique — est presque toujours observé chez des épileptiques. Il caractérise un
stade avancé sur la pente de la dégénérescence.

Absence d'iris, division congénitale de l'iris ou
coloboma irien (Krafft-Ebing, Féré); coloration inégale de l'iris, dichromatisme de l'iris, asymétrie non
pathologique des pupilles, qui est une malformation
fréquente chez les dégénérés de divers ordres, cor-
rectopie (la pupille n'étant pas au centre de l'œil),
imperforation ou perforations multiples de la pupille.

Luxation du cristallin.

Cataractes congénitales ; parmi elles, les cataractes
congénitales zonulaires s'observent plus spécialement chez les dégénérés hérédo-tuberculeux (L. Dor).

Coloboma de la rétine ; reflets moirés de la
rétine, etc.

Insuffisances fonctionnelles des muscles, insuffisance des droits internes ou des droits externes ou
des obliques.

Strabisme, noté comme étant fréquent chez les
hérédo-syphilitiques par le D' Antonelli, rencontré
par nous chez 3,5 pour 100 d'une série de 234 dégénérés.

Rachis. — Les déformations du rachis sont le
plus souvent acquises (mal de Pott); toutefois les
déviations rachidiennes (scolioses, lordoses, cypho-
ses) apparaissent surtout fréquentes chez les dégénérés, chez les névropathes et M. Féré en a trouvé
20 pour 100 chez les épileptiques (3).

Comme anomalie congénitale en rapport certain

avec la dégénérescence, il faut citer le *spina bifida*, c'est-à-dire la fissure congénitale des arcs vertébraux. A travers cette fissure, la moelle, ses enveloppes et une quantité variable de liquide font le plus souvent hernie. Dans d'autre cas, la fente vertébrale existe seule : elle est masquée soit par une mince membrane, soit par la peau qui, en pareil cas, est fréquemment recouverte de poils abondants.

Cette hypertrichose lombaire ou lombo-sacrée révélant le spina bifida sous-jacent doit être — comme nous l'indiquerons plus loin — admis parmi les stigmates de la dégénérescence.

Comme autres anomalies moins importantes à citer : le redressement du sacrum, du coccyx, la présence d'un rudiment de queue ; une dépression souvent profonde de la partie supérieure du pli interfessier... etc. (39).

Les **malformations thoraciques** observées chez les dégénérés portent sur le squelette et sur les muscles : exiguité, étroitesse, aplatissement du thorax, thorax en carène par projection du sternum en avant, asymétrie du thorax, anomalies portant sur le nombre et la forme des côtes, division du sternum et plus rarement absence de sternum, avec ou sans ectopie cardiaque ; absence ou anomalies de muscles importants, grand pectoral surtout, etc.

Le *thorax en entonnoir* mérite une mention particulière car il est en rapports étroits avec l'hérédité morbide. Dans presque toutes les observations publiées ont été signalés des troubles nerveux ou psychiques chez le sujet et dans ses antécédents héréditaires. L'entonnoir thoracique est représenté par un enfoncement de la partie moyenne ou inférieure du sternum et des cartilages costaux correspondants. Là cavité ainsi formée peut admettre une orange, le poing... (40).

Abdomen. — Le *rein mobile* n'est pas un stigmate de dégénérescence. En cela nous sommes parfaitement d'accord avec M. Guillet (V. *Bulletin méd.*, 15 janvier 1902).

L'*ectopie intra-pelvienne du rein*, ou rein congénitalement déplacé, n'a pas le moindre rapport avec la ptose acquise d'un rein adulte ayant normalement évolué. Il indique une tare héréditaire sérieuse. C'est un fait d'ailleurs assez rare et dont le diagnostic se fait plus souvent à l'amphithéâtre que sur le vivant. Il est fréquemment accompagné d'anomalies du côté des organes génito-urinaires, ce qui s'explique facilement puisqu'il s'agit d'un arrêt de l'évolution normale intéressant tout ou partie du corps de Wolff (41).

Du côté de l'abdomen, il reste encore à signaler l'*inoclusion du canal vagino-périnéal* coexistant quelquefois avec la *migration incomplète des testicules* et souvent avec la *hernie inguinale dite congénitale*.

Membres. — Difformités congénitales. Quelles que soient les théories pathogéniques adoptées et élimination faite de certains cas rares, amputation intra-utérine par exemple, les difformités des membres traduisent un profond trouble du développement intra-utérin provoqué par la tare héréditaire qui pèse sur le sujet.

A cause de leur rareté et malgré leur importance, les monstruosités des membres sont simplement à signaler ici. Ce sont : l'*ectromélie* — absence complète d'un ou deux membres — ; *hémimélie* — membre plus ou moins raccourci, atrophié, terminé par un véritable moignon, la main, ou le pied, ou l'avant-bras... pouvant faire complètement défaut ; *phocomélie* (42) — mains ou pieds se détachent du tronc à la façon des membres antérieurs des phoques ; *symélie* — soudure des membres inférieurs ; — etc.

On pourrait insister davantage sur les *viciations pelviennes* qui ont une si grande analogie avec les déformations osseuses du crâne. Tout en faisant de grandes réserves sur l'interprétation à donner au rôle du rachitisme dans leur production, on ne saurait méconnaître celui de l'hérédité viciée. Les principales anomalies du bassin sont représentées par le rétrécissement du bassin, l'excès d'amplitude de celui-ci et par ses déviations latérales.

Les affections articulaires congénitales des membres, et spécialement la *luxation congénitale de la hanche* ont une grande valeur comme signe dégénératif.

Absence de certains éléments du squelette des membres ; *absence du péroné* qui n'est pas exceptionnelle, *absence du tibia* (42), beaucoup plus rare, absence du radius...

Les vices de conformation moins prononcés n'ont

pas une valeur moins grande et sont beaucoup plus fréquents.

Les plus habituellement observés chez les dégénérés sont :

Asymétrie des membres : anomalies des dimensions générales des membres sans malformation à proprement parler, les membres inférieurs trop courts par rapport aux membres supérieurs ou inversement, membre supérieur droit et membre inférieur droit plus grêles que les gauches ou inversement..., etc. Toutes les combinaisons pouvant entraîner l'asymétrie des membres peuvent être réalisées par la dégénérescence.

Aux membres supérieurs, fréquence des anomalies par asymétrie de l'humérus (Clark, Zuccarelli).

Volume excessif des membres (mégalomélie ou macromélie).

Gracilité extrême des membres (oligomélie ou micromélie).

Raccourcissement (brachymélie) ou *allongement* (dolichomélie) *des membres.*

Exagération de la grande envergure par rapport à la taille, longueur excessive des membres supérieurs, brièveté des membres inférieurs. Diminution de la grande envergure, trop grande longueur des membres inférieurs.

Malformations des extrémités. — Les différentes difformités des extrémités s'observent soit à la main, soit au pied, soit, d'une façon relativement fréquente à la fois aux mains et aux pieds chez un même sujet.

Toutefois nous pensons avec M. Féré qu'elles sont surtout intéressantes à considérer aux mains « parce que la main décadente est un des rares signes que l'on puisse voir à découvert et à première vue ; joint aux stigmates que peuvent présenter la tête, la face, il acquiert une grande valeur ». Mais contrairement à M. Féré, nous estimons que pour être prises en considération, les anomalies des extrémités doivent être très marquées et nous n'accordons pas une grande valeur au simple *défaut de proportion* d'un ou de plusieurs doigts relativement aux autres.

Normalement, l'index doit arriver à l'émergence de l'ongle du médius, l'annulaire à la moitié seulement de l'ongle, le petit doigt à l'articulation de la troisième phalange de l'annulaire avec la seconde.

Mantegazza, sur 712 individus a constaté un grand nombre de cas anormaux.

Sur 403 hommes et 499 femmes.	hommes : 6,7 p. 100 femmes : 20,71 p. 100	ont l'index plus long que l'annulaire.
	hommes : 76,67 p. 100 femmes : 62,78 p. 100	ont l'annulaire plus grand que l'index (rap. norm.).
	hommes : 2,48 p. 100 femmes : 1,95 p. 100	ont l'index et l'annulaire égaux.
	hommes : 14,14 p. 100 femmes : 14,56 p. 100	ont l'index plus grand à une main et plus petit ou égal à l'autre.

Personnellement, en ramenant à 100 les 254 mains de sujets — 86 femmes, 41 hommes — aussi normaux que possible, que nous avons examinés à ce point de vue, nous avons rencontré 27 p. 100 de mains où la proportion relative des doigts présentait quelque anomalie.

.. Chez les dégénérés, la proportion ne nous a pas
paru sensiblement plus élevée. C'est à peu près celle
que M. Féré a relevée chez les épileptiques.

La disposition des *crêtes papillaires* de la pulpe
des doigts présente chez les normaux tout aussi bien

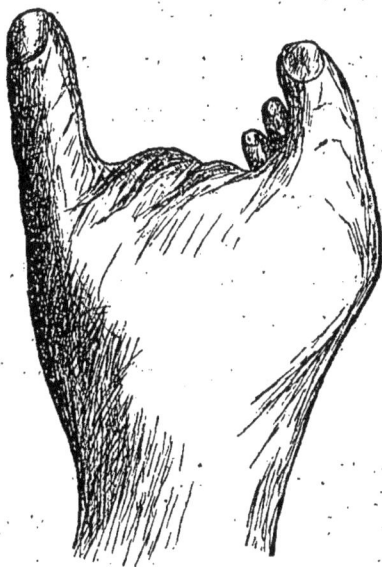

FIGURE 18.

Malformation de la main chez un homme neurasthénique dégénéré.

que chez les dégénérés les plus grandes irrégularités.
Malgré les nombreux types créés pour classer les
dispositions de ces lignes papillaires, on peut dire
que leur disposition varie presque avec chaque individu.

Les grandes anomalies de la main et des doigts
ont une tout autre valeur (44).

Elles peuvent porter sur le carpe, sur le métacarpe, (brièveté des métacarpiens, absence d'un ou de plusieurs métacarpiens, etc.), sur les doigts.

Elles sont représentées par :

Adactylie. — Absence complète des doigts ; excessivement rare ; le plus souvent le pouce ou l'auriculaire subsistent et on a affaire à l'ectrodactylie.

Ectrodactylie. — Diminution dans le nombre des doigts. Les doigts absents peuvent parfois exister à l'état d'ébauche greffée sur un autre doigt, comme dans un cas que nous avons observé à l'Hôtel-Dieu de Lyon [fig. 18].

L'existence des seuls pouce et auriculaire donne la main dite « en pince de homard » dont un certain nombre de cas ont été rapportés dans la littérature médicale.

Brachydactylie. — La brièveté excessive d'un ou de plusieurs doigts est assez souvent associée à la brièveté du métacarpe correspondant [fig. 19].

Macrodactylie. — Cette difformité est représentée par l'excès de développement d'un ou de plusieurs doigts.

Assez souvent elle est limitée à un seul doigt. Les cas publiés sont relativement nombreux et se rapportent pour la plupart à des doigts monstrueux dont le développement exagéré reconnaissait une étiologie autre que l'hérédité dégénérative.

Syndactylie. — Dans cette malformation, les doigts sont fusionnés ensemble dans leur partie

latérale, soit par persistance de la membrane inter-
digitale : *palmidactylie*, soit par soudure osseuse des
doigts : *syndactylie proprement dite* .

Polydactylie. — Consiste dans l'existence de
doigts surnuméraires bien développés ou simplement

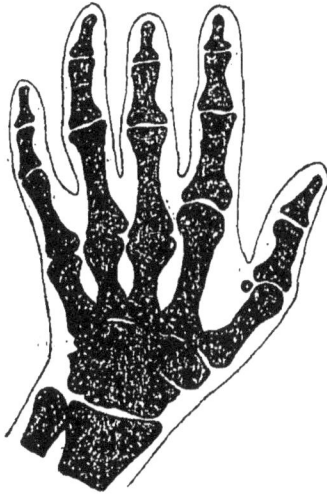

FIGURE 19

Main d'une dégénérée névropathe.
(D'après une radiographie).

Brieveté de la main. — Inégalité de longueur des os du métacarpe. —
Défaut de proportion des doigts (longueur du pouce sensiblement
normale 6 centimètres; de l'index 6 cent. 1/2; du modius 6; de l'annulaire 7; de l'auriculaire 5).

Marguerite B... vingt-quatre ans, salle des 3ᵉ femmes fièvreuses, Hôtel-
Dieu de Lyon. Nombreux stigmates physiques. Intelligence au-dessus de
la moyenne. Brevet supérieur d'institutrice.

à l'état d'ébauche. Les doigts surnuméraires s'arti-
culent tantôt avec un métacarpien qui leur est propre,
tantôt avec le doigt voisin sur un même métacarpien.
Les cas de polydactylie les plus fréquents sont ceux

L. MAYET.   5

de doigt surnuméraire implanté sur le bord cubital de la main [fig. 20] et ceux de pouce double (deux phalanges, deux phalangettes) [fig. 21], pouce bifide (deux phalangettes, une seule phalange), pouce surnuméraire (44).

La *main bote* est une malformation rare. Elle indique une puissante action dystrophique. La main

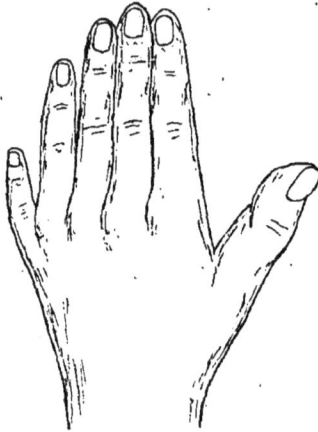

FIGURE 20

Main avec doigt surnuméraire implanté sur le bord cubital.

bote est liée dans la grande majorité des cas à l'absence congénitale du radius. Le pouce est également absent en pareil cas.

Pied bot. — « Attitude vicieuse et permanente du pied sur la jambe, telle que le pied ne repose plus sur le sol par ses points d'appui normaux. »

Les mécanismes pathogéniques les plus généralement invoqués : théorie nerveuse, théorie de l'arrêt de développement, pour expliquer le pied bot, rendent également bien compte de la fréquence des pieds bots chez les dégénérés, où ils coïncident habituellement avec d'autres difformités, effets de la même cause héréditaire (45).

Le *pied plat* est-il plus commun chez les dégénérés que chez les normaux? Peut-il être considéré comme

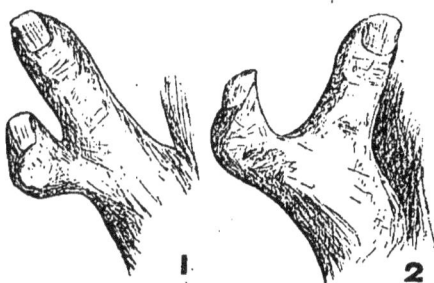

FIGURE 21

Pouce double.

1. Homme, trente-et-un ans, salle Sainte-Marthe, Hôtel-Dieu de Lyon. Dégénéré hérédo-alcoolique, nombreux stigmates de dégénérescence.
2. Femme, cinquante-trois ans, salle Sainte-Clotilde, hôpital de la Croix-Rousse, à Lyon. Anomalie unique, non liée à la dégénérescence.

un stigmate de dégénérescence? MM. Féré et Demantké le pensent et l'ont rencontré chez 32 p. 100 des épileptiques examinés par eux. En réunissant 17 cas que nous avons pu observer dans divers services hospitaliers, nous constatons que 11 des sujets atteints étaient indéniablement des dégénérés épileptiques, des alcooliques fils d'alcooliques, des idiots.

Enfin, le *pied préhensile*, caractérisé par l'écartement plus ou moins prononcé (3, 5, 8 millimètres et

plus) entre le premier et le deuxième orteils, non
exceptionnel chez les normaux, est infiniment plus
fréquent chez les dégénérés et peut être regardé
comme un stigmate de dégénérescence (46).

Organes génitaux (47). — Les anomalies des
organes génitaux sont très fréquentes chez les
dégénérés, d'autant plus fréquentes qu'on se rapproche davantage des dégénérés inférieurs : idiots,
crétins, certains épileptiques...

Chez l'homme, ce sont :

Testicule. — Anorchidie, anomalie rare, le plus
souvent confondue avec la cryptorchidie, dans
laquelle le testicule est en ectopie abdominale,
crurale ou péritonéale.

Ectopie inguinale du testicule (stigmate discutable). Atrophie, ne laissant au testicule que le volume
d'une noisette, d'un haricot. Macrorchidie, qui est
exceptionnelle.

Pénis. — Absence de la verge, verge double,
palmée, torsion de la verge, qui sont des malformations rares. Hypertrophie en longueur et en volume
du pénis. Développement insuffisant, état infantile
du pénis chez l'adulte.

Phimosis, longueur exagérée et étroitesse congénitale du prépuce. Hypertrophie du gland qui prend
la forme d'une massue (verge en battant de cloche).

Urèthre. — Hypospadias, que l'anomalie soit
légère (hypospadias balanique), ou très marquée

(hypospadias péno-scrotal, hypospadias périnéo-scro-tal, et tous les cas de pseudo-hermaphrodisme qui doivent être rangés sous cette dernière dénomination).

Épispadias, beaucoup plus rare que l'hypospadias.

Exstrophie de la vessie.

Nous ne croyons pas qu'il faille faire du *varicocèle* un stigmate de dégénérescence. Comme tel, sa valeur semble nulle ou à peu près.

Chez la femme :
Faible développement du mont de Vénus ; absence ou volume exagéré du clitoris, anomalies du prépuce clitoridien ; absence ou développement exagéré — les variations ethniques mises à part — des petites lèvres ; développement exagéré des grandes lèvres ; absence de vagin ; imperforation du vagin ; atrésie congénitale du vagin ; cloisonnement du vagin ; vagin double.

L'hermaphrodisme vrai, dont l'existence est encore contestée et qu'il ne faut pas confondre avec les cas assez nombreux de pseudo-hermaphrodisme, dû aux malformations des organes génitaux chez l'homme et chez la femme.

Mamelles. — La *gynécomastie*, développement anormal des mamelles chez l'homme, se rattache aux anomalies de l'appareil génital. Il en est de même des anomalies de nombre des mamelles : absence de mamelles (exceptionnelle), mamelles surnuméraires l'augmentation de nombre portant sur le mamelon (polythélie) ou sur la glande entière (polymastie).

Malformations ano-rectales. — Imperforation. Rétrécissement congénital. Abouchements anormaux : utérus, vagin, vulve, chez la femme ; urèthre, chez l'homme.

Peau et phanères (48). — En plus des *rides précoces* qui sont d'une extrême fréquence chez les dégénérés, on note du côté de la peau les anomalies et les dystrophies suivantes :

Défaut de pigmentation ou albinisme. — Ce défaut de développement est caractérisé par l'absence plus ou moins complète de pigment dans la peau, les phanères, l'iris et la choroïde. La peau est d'un blanc mat, laiteux, les cheveux et les poils légèrement jaunâtres, l'iris a une teinte rose pâle, le champ pupillaire est rouge à cause de la dépigmentation de la choroïde. Le plus souvent l'absence de pigment n'est que relative et l'albinisme, partiel.

Excès de pigmentation ou mélanisme, mélanodermie. — Normalement, le mélanisme est la régle chez les nègres. Dans la race blanche il est une anomalie ou un cas pathologique (maladie bronzée d'Adisson, maladie des vagabonds....).

Chez les dégénérés, la mélanodermie partielle n'est pas chose rare. En 1898-1899, avec M. Lannois, dont nous étions alors l'interne, à l'hospice du Perron, nous avons eu l'occasion de constater chez divers épileptiques une pigmentation très intense de la surface cutanée, occupant le tronc depuis le cou jusqu'aux fesses, avec maximum à la ceinture. Cette pigmentation anormale consistait en une grande quantité de petits points blanchâtres entourés d'une assez large collerette de couleur très foncée. Cette mélanodermie a été également constatée par M. Féré.

Vitiligo. — Troubles de la pigmentation cutanée caractérisé par l'existence d'ilots plus ou moins décolorés, de plus ou moins grande étendue, entourés d'une zone très pigmentée.

Nævi pigmentaires. — Taches d'étendue variable, plus ou moins foncées, assez souvent couleur café ou chocolat, appelées « envies » dans le langage le plus habituel.

Les *nævi vasculaires*, également appelés *envies* par le vulgaire, sont des taches vineuses ou violacées résultant de l'hypertrophie du réseau capillaire cutané, cela congénitalement. Les nævi multiples se rencontrent chez les dégénérés, plus particulièrement chez les dégénérés idiots et épileptiques.

Ichtyose fœtale. (Hyperkératose généralisée congénitale de Unna). — Maladie parfois familiale, elle traduit un haut degré de dégénérescence et la mort survient habituellement peu après la naissance.

Ichtyose. — Malformation de la peau dans laquelle l'épiderme s'épaississant forme une sorte de cuirasse cornée, dure, rugueuse, desquamant sous forme d'écailles ou de plaques.

Kératodermie symétrique et congénitale des surfaces plantaires et palmaires, localisée suivant les crêtes papillaires (Besnier, Hallopeau et Leredde).

Sclérodermie, localisée ou généralisée, qui consiste dans un épaississement et une induration insolites du derme. La peau devient fibreuse, rigide, analogue à du tissu cicatriciel.

Prurigo chronique de Hébra, auquel il convient de joindre certains autres types de *prurigo diathésique* de Besnier.

Cette dermatose, dont les éléments essentiels sont de petits nodules de la grosseur d'une tête d'épingle rapidement surmontés d'une croûtelle grisâtre, accompagnés d'un prurit violent et incessant, localisés à la région des extenseurs des membres inférieurs et supérieurs, apparaît ordinairement dans la première enfance, quelquefois entre huit et douze ans, rarement plus tardivement. Sa fréquence chez les enfants nés de parents tarés physiologiquement, la familialité assez souvent observée, sa coïncidence avec l'hérédo-tuberculose (Hebra), l'hérédo-syphilis, l'hérédo-alcoolisme, autorisent à ranger le prurigo chronique de Hebra parmi les tares dégénératives.

Le nombre des dermatoses que l'on pouvait grouper dans ce cadre était, il y a seulement quelques années, assez grand. Mais il semble que l'on ait exagéré le rôle du système nerveux dans la genèse des derma-

toses comme dans celle des anomalies de l'appareil
tégumentaire. Les progrès réalisés dans l'étude bacté-
riologique des maladies de la peau ont fourni des
arguments de grande valeur pour diminuer l'importance attribuée précédemment au système nerveux.
Sans être aussi exclusif et sans aller aussi loin que
M. Leredde, il convient d'être très prudent lorsqu'il
s'agit de regarder comme stigmates des affections
cutanées, qui pour être fréquemment l'apanage des
dégénérés, peuvent n'avoir rien de commun avec la
dégénérescence.

Le système nerveux joue au contraire le tout premier rôle dans la pathogénie du *dermographisme*.
Le dermographisme peut être défini : l'aptitude que
possèdent les téguments à conserver très amplifiées
et plus ou moins durables les traces qui y sont faites
(Barthélemy). A l'état normal il faut une pression
énergique et prolongée pour obtenir une trace passagère, peu ou pas saillante. Ici, un simple contact
avec un instrument mousse ou avec l'ongle suffit
pour provoquer des empreintes persistantes, plus ou
moins proéminentes, colorées en rose ou en blanc.
Le grand dermographisme s'observe avec une très
grande fréquence chez les dégénérés névropathes, le
dermographisme atténué, à l'état d'ébauche, n'est
pas rare chez les individus les plus normaux, mais
à réflexes vaso-moteurs intenses, comme le prouve
la fréquence de l'*érythème émotif* chez ces sujets
qui ne sont nullement des dégénérés,

Les **cheveux** et les **poils** (49) peuvent présenter toute la vie un aspect lanugineux qui rappelle les poils du nouveau-né.

Chez l'homme comme chez la femme, les poils peuvent rester rares et être peu développés sur les parties où ils se montrent abondants au moment de

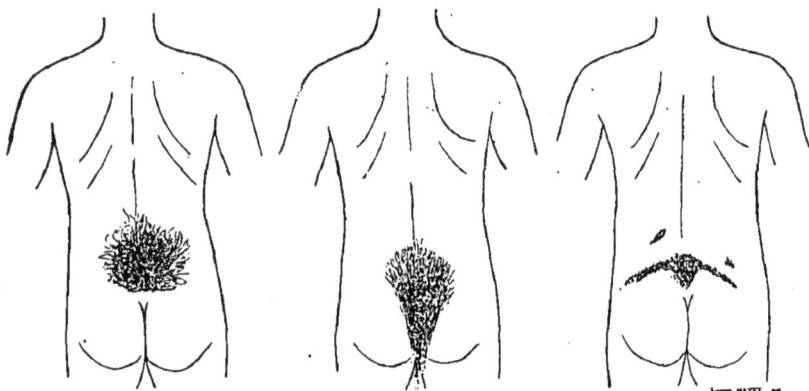

FIGURE 22

Hypertrichose lombo-sacrée.

1. Hypertrichose lombo-sacrée chez une femme (d'après VIRCHOW).
2. Hypertrichose lombo-sacrée chez une femme dégénérée. Hypertrichose lombo-sacrée en queue de cheval (d'après L. MAYET).
3. Hypertrichose lombo-sacrée chez un homme dégénéré, présentant un spina-bifida occulta. Hypertrichose lombo-sacrée métamérique (d'après MM. GANGOLPHE et PINATELLE).

l'évolution sexuelle. Toutefois l'absence complète du système pileux (atrichosis) est exceptionnelle.

Chez la femme ils peuvent prendre au contraire un développement considérable au niveau du visage et de la poitrine.

Le développement anormal des poils, soit l'*hyper-trichose généralisée* comme — par exemple — le cas cité par M. Spilmann, soit l'*hypertrichose localisée* et plus particulièrement l'*hypertrichose lombo-sacrée* qui plus que les autres a été un objet de recherches à cause de sa coïncidence fréquente avec le *spina-bifida occulta*, ont une valeur très réelle comme signe révélateur d'un état dégénératif. Nous avons eu l'occasion d'étudier ailleurs l'hypertrichose lombo-sacrée envisagée comme stigmate anatomique de la dégénérescence et pour ne pas entrer ici dans des développements trop longs, nous renvoyons aux quelques pages qui lui ont été consacrées dans la *Nouvelle Iconographie de la Salpêtrière* (50 et 51).

Pour ce qui a trait aux cheveux, nous mentionnerons : leur implantation irrégulière, la déviation et le dédoublement du tourbillon des cheveux, lequel chez les sujets normaux ne s'écarte pas au delà de 25 à 30 millimètres de la ligne médiane du vertex.

Les **ongles** présentent à considérer, comme stigmates de dégénérescence, leur minceur excessive, leur friabilité, parfois leur absence, soit congénitale, soit après une destruction précoce et rapide. Nous rappelons que les *doigts hippocratiques* avec ongles arrondis, recourbés, sont fréquents chez les dégénérés hérédo-tuberculeux.

Les stigmates anatomiques qui viennent d'être énumérés peuvent exister en plus ou moins grand nombre, mais isolés, chez tel ou tel dégénéré. Ils peuvent aussi se grouper de façon à former un tableau clinique particulier qui devient par lui-même un stigmate de grande valeur, car plus que les stigmates isolés dont il représente en quelque sorte une synthèse, il traduit l'intensité de l'hérédité dégénérative.

Nous groupons dans cette catégorie l'*infantilisme*, le *féminisme*, le *masculisme*, le *nanisme*, le *gigantisme*, l'*acromégalie* et la *gérodermie génito-dystrophique*. Pour tous, ce sont les mêmes origines, les mêmes influences héréditaires, les mêmes liens d'une étroite parenté morbide.

Infantilisme. — L'infantilisme existe chez l'homme comme chez la femme. Il est plus facilement reconnaissable chez l'homme.

C'est une « anomalie de développement caractérisée par la persistance chez un sujet ayant atteint ou dépassé l'âge de la puberté des caractères morphologiques appartenant à l'enfance. Le retard du développement physique s'accompagne en général d'un retard du développement psychique ».

Henry Meige donne de l'infantile le signalement suivant :

Face arrondie, joufflue ; lèvres saillantes, charnues ; nez peu développé ; visage glabre ; peau fine et de couleur claire, sourcils et cils peu fournis.

Torse allongé, cylindrique.

Ventre proéminent.

Membres potelés, effilés de la racine aux extrémités.

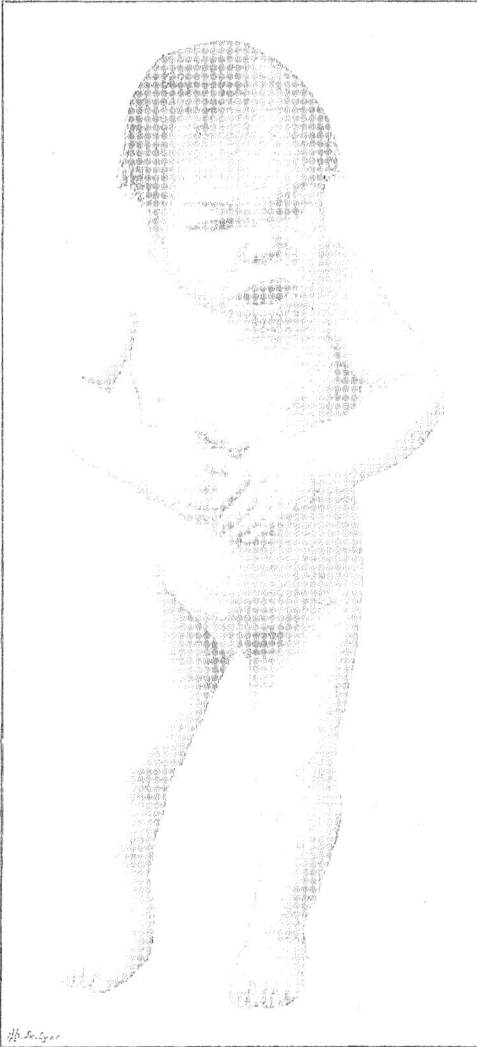

FIGURE 23

Infantilisme, Myxœdème.
(D'après COMBE) (*).

X... (de Lyon), âgée de quinze ans. Hauteur, 0 m. 80, Poids 17 kil. 550.

(*) La photographie de ce sujet nous a été très aimablement commu-
niquée par M. le professeur Combe, de Lausanne

Une couche adipeuse assez épaisse enveloppe le corps et masque les reliefs osseux et musculaires.

Absence de poils au pubis et aux aisselles.

Larynx peu saillant. Voix grêle. Corps thyroïde réduit.

Organes génitaux rudimentaires ; absence de poils au pubis et aux aisselles.

Comme antécédents héréditaires : alcoolisme, tuberculose, syphilis, paludisme, etc.

Fréquemment associé à : hystérie (Richer, Capitan), épilepsie (Féré), nanisme, gigantisme (Capitan, Richelin), myxœdème (Brissaud), crétinisme (fig. 23), troubles mentaux, rétrécissement mitral, etc.

Tel est l'*infantile myxœdèmateux.*

L'*infantile du type Lorain* est moins un enfant qu'une réduction de l'homme normal, un *homme en miniature* (H. Meige). L'intelligence est peu modifiée.

L'infantile — le plus souvent de petite taille — donne bien l'impression d'un individu arrêté aux premiers stades de son évolution par l'influence de sa déchéance héréditaire. Nombreux sont les degrés de l'infantilisme depuis celui du crétin myxœdémateux jusqu'à celui de l'hérédo-tuberculeux à croissance rapide dans l'enfance et cessant de se développer dès le début de l'adolescence (52).

Féminisme. — Le féminisme est « un syndrome morphologique résultant de la combinaison des formes extérieures de la femme avec celles de l'éphèbe et non celles de l'homme fait ».

Avec M. Henry Meige, nous en donnerons le signalement suivant :

Tête petite, visage glabre, cheveux ténus, peau fine et blanche.

Épaules et torse étroits, bassin élargi, ventre saillant, genoux rapprochés.

Corps enveloppé d'une couche de tissus adipeux masquant les reliefs osseux ou musculaires, prédominant dans les régions lombaires, fessières et dans les flancs.

Cuisses fuselées, membres effilés aux extrémités.

Épaisse masse graisseuse prépubienne garnie de poils rares, s'arrêtant net, suivant un rayon curviligne.

Seins plus ou moins volumineux, dessinés comme chez la femme.

Organes génitaux mâles, mais très peu développés.

Larynx et corps thyroïde petits.

Masculisme ou **virilisme**. — Le masculisme est « un syndrôme morphologique résultant de l'adjonction des attributs sexuels secondaires du mâle sur un individu du sexe féminin ».

Les femmes à barbe, les viragos et autres individus du même genre en sont des exemples que chacun a pu observer et qui dispensent d'une longue description.

Le masculisme est caractérisé physiquement par :

Organes génitaux féminins et fréquemment malformations sexuelles ;

Seins peu développés ;

Bassin étroit; épaules larges, membres fortement musclés à reliefs très marqués ;

Poils envahissant tout le corps même le visage ; Voix forte (53).

Nanisme et gigantisme (54). — Le nanisme et le gigantisme traduisent une puissante action dystrophique, s'exerçant très probablement sur le système nerveux et provoquant une anomalie — par excès ou par défaut — de l'évolution de tout l'organisme et particulièrement du système osseux. L'arrêt de developpement donne le nanisme et l'exagération de l'évolution, le gigantisme.

Dans le *nanisme,* toutes les parties du corps sont diminuées de volume et la taille présente une exiguité caractéristique. L'infécondité des nains a été mise en évidence depuis longtemps (Exemples bien connus des nains de Catherine de Médicis, de Pierre le Grand...). Le nain est le dernier terme d'une série dégénérée.

Une catégorie de nains représente peut-être un degré moins avancé dans la dégénérescence : ce sont les individus atteints d'achondroplasie. Leur catégorisation nosologique est encore incertaine.

Dans le *gigantisme*, il y a accroissement considérable du volume du corps et de la taille. L'impuissance et la stérilité sont presque constantes en pareil cas et dans le plus grand nombre des cas, le géant représente, comme le nain, un des derniers termes d'une série dégénérée.

La nature dégénérative du nanisme et du gigan-

tisme est encore indiquée par leur association fré
quente avec l'imbécillité, avec l'idiotie, avec des
troubles trophiques et des imperfections physiques
de diverse nature ; le nanisme coïncide souvent avec
le crétinisme et le myxœdème.

Certains cas de gigantisme constituent l'affection
isolée par P. Marie sous le nom d'acromégalie. La
parenté des deux affections est proche. Tout récemment, M. H. Meige appelait l'attention sur elle et
indiquait avec quelle grande fréquence l'acromégalie procédait du gigantisme. Le gigantisme et l'acromégalie paraissent être deux étapes successives
d'un même trouble de développement (55).

Acromégalie. — L'acromégalie est caractérisée
par des déformations des extrémités qui sont élargies,
épaissies : la main a l'aspect d'un battoir, les pieds
volumineux semblent être ceux d'un colosse ; par
des déformations de la face, par des déformations du
rachis et du thorax : proéminence en avant du sternum et cyphose cervico-dorsale, donnant à l'acromégalique l'aspect d'un polichinelle.

Ce sont là les symptômes objectifs fondamentaux,
car l'acromégalie retentit sur tous les tissus et sur
tous les organes de l'économie.

Sans faire ici leur description, nous dirons
pourtant quelques mots des déformations de la tête
qu'il importe de distinguer des autres déformations
que nous avons passées en revue plus haut.

Ce qui frappe dans le crâne acromégalique, d'ailleurs peu modifié, ce sont les arcades orbitaires

énormes, le grand développement des bosses frontales, la proéminence marquée de l'écaille de l'occi-
pital, toutes lésions qui produisent un allongement
du diamètre antéro-postérieur.

La face est très modifiée et fait avec le crâne un
contraste frappant. « Celle-ci devient, en effet,
ovale et allongée dans le sens vertical. Trois régions

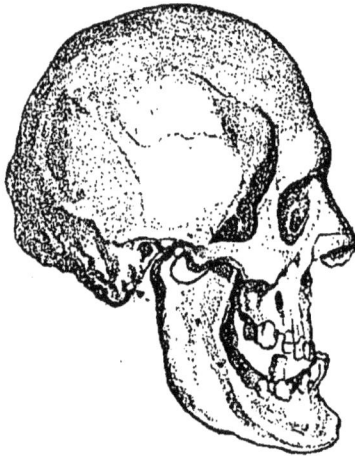

FIGURE 24

Crâne d'acromégalique (d'après P. MARIE).

attirent immédiatement l'attention à l'examen d'une
face acromégalique : ce sont le nez, les lèvres et la
mâchoire inférieure. Le nez subit dans tous les sens
et dans tous ses tissus constituants, une hypertrophie considérable. La lèvre inférieure forme, par
suite de son accroissement, un bourrelet volumineux
pendant, renversé en dehors, elle devient une véritable lippe. Quant à la mâchoire inférieure, elle est
agrandie dans toutes ses dimensions ; le résultat le

plus visible est un prognathisme plus ou moins considérable, tel, que les dents inférieures et antérieures
dépassent en avant, parfois beaucoup, les dents supérieures correspondantes. » (Duchesneau.)

Que l'on admette la théorie pathogénique de
P. Marie — attribuant l'acromégalie à des lésions de
l'hypophyse — ou celle, peut-être mieux en rapport
avec les faits, de Freund, qui pense que, « l'acromégalie n'est pas une maladie vraie, mais une *anomalie de développement*, anomalie par excès, compa-
rable au gigantisme, ayant des rapports intimes avec
l'évolution du système génital », il semble bien que
l'on doive regarder l'acromégalie comme liée à la
dégénérescence et, par suite, en faire un stigmate de
celle-ci. Malheureusement, le petit nombre des
observations publiées jusqu'ici, ne permet pas
d'apporter un grand nombre de faits à l'appui de
cette hypothèse. Il est regrettable que les antécédents héréditaires soient très négligés dans la plupart des observations, probablement par suite de la
difficulté de les obtenir, soit que le malade ignore ce
qu'on lui demande, soit qu'il ne veuille pas dire les
tares familiales qui ont vicié son hérédité. C'est d'ai-
leurs là une des entraves que l'on rencontre dans
l'étude des dégénérés (56).

La **gérodermie génito-dystrophique** (57) est
de la même classe que l'infantilisme, le féminisme, le
nanisme, le gigantisme, l'acromégalie, etc...

Lié au fonctionnement défectueux de l'appareil
génital mâle et très probablement à une sécrétion

interne du testicule très réduite sinon absente, cet état dystrophique a les caractères suivants :

Visage de cire vieille ou de parchemin ; peau rugueuse, ratatinée, flasque, inélastique ; zygomas saillants ; front bas, ridé, sillons naso-géniens apparents ; joues ridées, tombantes ; oreilles grosses, en anse. Extrémités volumineuses ; tronc et abdomen développés, celui-ci en besace ; mamelles et fesses pendantes, flasques.

Visage, aisselle, pubis glabres, comme dans le féminisme et l'infantilisme ; mais le gérodermique, au lieu d'avoir les cheveux fins et souples, les a forts, hérissés, et sa voix de fausset est en même temps nasale.

Fonction génésique réduite ou absente, sans perversion sexuelle.

Ce ne sont pas là les seuls syndromes pathologiques pouvant révéler la dégénérescence de celui qui les présente.

Un certain nombre d'entités morbides, étudiées isolément dans les Traités de pathologie, peuvent acquérir la même signification. Mais comme elles sont en relation avec les stigmates biologiques ou fonctionnels de celle-ci plus encore qu'avec ses stigmates anatomiques, nous pensons qu'il est préférable de ne les indiquer qu'après les stigmates physiologiques.

CHAPITRE III

Les stigmates physiologiques de la dégénérescence.

Les *stigmates anatomiques* que nous venons de passer en revue peuvent rendre défectueux le fonctionnement de l'organe ou des organes touchés par l'action dystrophique créant ces stigmates anatomiques : une première catégorie de stigmates physiologistes a pour cause les tares anatomiques apparentes.

D'autres troubles fonctionnels ne paraissent liés à aucune lésion anatomique évidente... mais l'observation clinique a relevé leur extrême fréquence chez les dégénérés et ils constituent une seconde série de *stigmates physiologiques*.

Dans une troisième catégorie seront placés divers syndromes, étudiés comme tels en pathologie ou isolés dans le cadre nosologique de façon à constituer des entités morbides bien définies. Ces syndromes traduisent des malformations des organes cachés ou des lésions des éléments anatomiques, les unes et les autres aussi importantes, au point de vue spécial qui nous préoccupé que les malformations extérieures dont la valeur comme stigmates de la dégénérescence n'est plus contestée.

Il est nécessaire de faire des réserves sur la signification des stigmates physiologiques. Leur interprétation peut être très délicate car on peut les observer chez des sujets non suspects de dégénérescence. Ce sera seulement par une minutieuse analyse de leurs différents éléments, par l'étude approfondie du sujet qui en est porteur, par la recherche des autres tares dégénératives ou psychiques qu'il peut présenter, de ses antécédents héréditaires, de ses parentés morbides familiales, etc., que seront évitées les erreurs auxquelles conduirait infailliblement une généralisation trop étendue.

Cette généralisation excessive, il faut savoir l'éviter dans l'étude des dégénérés plus que dans tout autre ordre de recherches. L'état de déchéance héréditaire que représente la dégénérescence porte sur tout l'individu et on ne peut pas affirmer son existence sur l'existence d'une seule malformation, d'un seul trouble fonctionnel, d'une tare psychique unique, isolée.

Sans insister davantage sur ces considérations générales — encore qu'elles puissent prêter à de longs développements — nous énumérerons les stigmates physiologiques de la dégénérescence en les groupant suivant les fonctions et suivant les organes auxquels ils se rattachent.

Les troubles psychiques ne sont pas envisagés ici :
ils ont une telle importance et leur étude comporte
de tels développements que les stigmates psychologiques de la dégénérescence devront faire l'objet
d'une étude spéciale.

TROUBLES DE LA MOTILITÉ

En tête des troubles de la motilité observés chez
les dégénérés, se placent les *convulsions*. Il semble
qu'un des principaux effets de la déchéance héréditaire qui pèse sur eux soit la création du *terrain
convulsivant* (v. plus loin p. 125). Sur celui-ci pourront
se dérouler une série de tableaux cliniques : *convulsions de l'enfance, convulsions liées à l'hystérie, à
l'épilepsie, mouvements convulsifs de la chorée, des
tics* que nous retrouverons en indiquant la grande
place que les états névropathiques occupent dans le
domaine de la dégénérescence.

Dans celui-ci doivent encore être notés :

Le retard de la marche (58), lié probablement au
retard de l'évolution des faisceaux pyramidaux ; c'est
seulement à l'âge de trois, quatre, cinq ans que
l'enfant commence à faire ses premiers pas.

Les *modifications des réflexes tendineux*, plus particulièrement des *réflexes patellaires*, modifications
qui très vraisemblablement sont aussi sous la dépen-
dance du développement et du fonctionnement défectueux de la voie motrice et qui sont représentées par

l'abolition, ou la diminution, ou l'inégalité des réflexes chez les dégénérés.

Spasmes, crampes, contractures, paralysies passagères ou *durables*. — Elles ne sont pas rares. Elles passent inaperçues souvent chez les dégénérés inférieurs. Elles se placent au premier plan chez les dégénérés supérieurs, où leur apparition surprend d'autant plus que le sujet est en apparence de parfaite santé (neurasthéniques). Comme exemples : certains cas de « torticolis mental », de trismus mental, les « crampes et paralysies nocturnes » (59).

Certains tremblements surtout le *tremblement héréditaire*. *Troubles de la motilité sphinctérienne; incontinence d'urine*, dont la fréquence est telle chez les dégénérés que nous lui consacrons un paragraphe spécial (v. p. 109).

Troubles de la motilité oculaire. Strabisme — surtout le strabisme convergent. Nystagmus congénital, lié le plus généralement à des vices de la réfraction oculaire ou à des troubles du fonctionnement des centres nerveux.

Motilité du pavillon de l'oreille (60).

Troubles de la voix et de la parole. — Chez les dégénérés on rencontre :

Aphonie. L'aphonie proprement dite, c'est-à-dire l'impossibilité d'émettre aucun son, est exceptionnelle.

L'*aphonie cérébrale* — appelée encore et plus commúnément aphonie nerveuse — est plus fréquente. Avec M. Garel on peut la définir « l'impossibilité où se trouve le sujet de parler à haute voix tout en pouvant articuler les mots ». A la base de toutes les aphonies se trouve une perturbation cérébrale déterminée par une cause occasionnelle quelconque — infection, intoxication, émotion vive... — venant agir sur le terrain préparé par l'hérédité dégénérative. L'aphonie cérébrale s'observe plus particulièrement chez les neurasthéniques et chez les hystériques.

A la suite de l'aphonie nerveuse, nous pouvons rappeler certaines manifestations laryngées — *migophonie* de Frænkel, *voix détimbrée, amoindrie, manque d'endurance et fatigue rapide dans la parole, dans le chant*, etc., — signalées chez les neurasthéniques, et dont M. Chauveau a résumé récemment d'intéressantes observations.

Sans doute il ne faut pas regarder comme très importantes au point de vue spécial qui nous préoccupe de telles manifestations cliniques, du moins ces déterminations laryngées légères peuvent-elles compléter le tableau symptomatique d'une neurasthénie imprécisée et révéler le premier pas fait sur la pente quasi fatale de la dégénérescence. Dans le même groupe, peut être placée l'*absence de parole* des idiots et des imbéciles. Il s'agit en ces cas non d'aphonie mais d'absence du langage: le trouble psychique est tel que la parole est impossible.

Mutité, soit la mutité proprement dite, soit l'établissement tardif de la parole ou retard du langage analogue et parfois coïncidant avec le retard de la marche.

Balbutiement, vice de la parole dans lequel la prononciation des syllabes est défectueuse, au point de les rendre incompréhensibles.

Nasonnement, souvent lié à des malformations anatomiques de la cavité buccale, fissure palatine, déviation de la cloison des fosses nasales.

Bégaiement. Ce trouble de la parole est un des plus fréquemment observés chez les dégénérés. Il est dû à la contraction spasmodique et irrégulière des muscles de la langue, du pharynx et du larynx qui, jointe à une inspiration convulsive et prolongée, rend très difficile l'articulation des syllabes. Il se manifeste soit par la répétition saccadée de certaines syllabes, soit par la suspension brusque et complète de la voix au milieu d'une phrase.

Blésité. Vice de prononciation consistant essentiellement dans la substitution d'une consonne faible ou douce à une consonne forte et réciproquement. Par exemple : *seval, zeval, jeval* pour cheval.

Le *bredouillement*, le *grasseyement*, le *zézaiement*, sont simplement à énumérer ici. De même, nous ne ferons que citer pour mémoire les *anomalies de la voix* en rapport avec l'infantilisme, le féminisme, le masculisme.

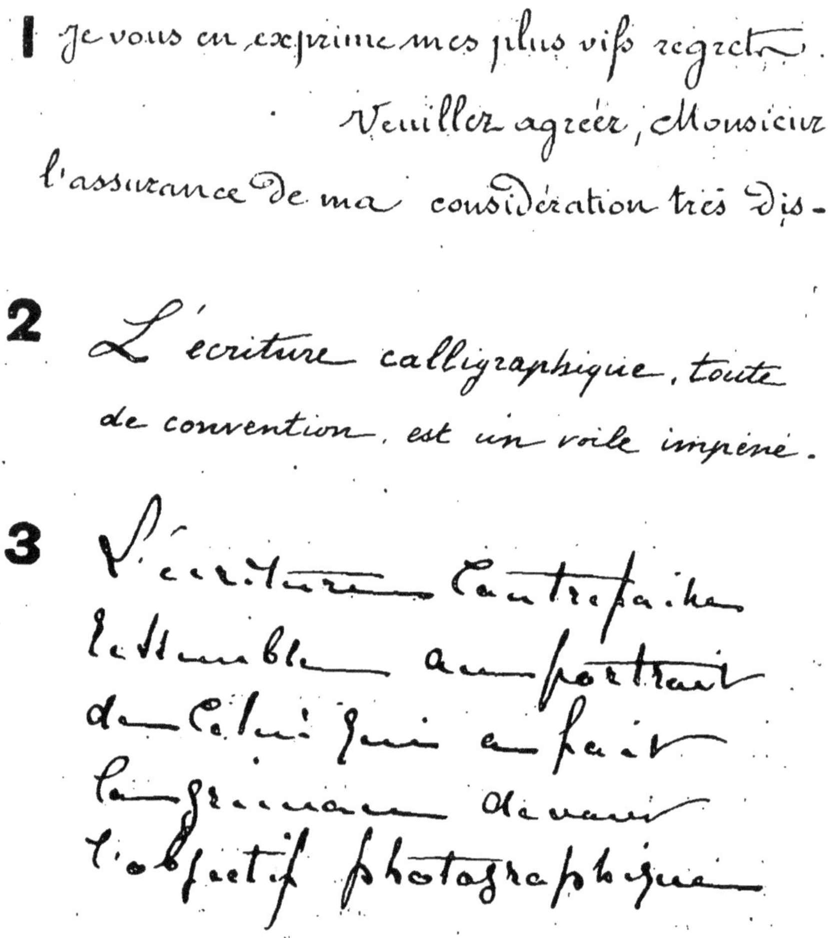

1 *Je vous en exprime mes plus vifs regrets.*

Veuillez agréer, Monsieur,

l'assurance de ma considération très dis-

2 *L'écriture calligraphique, toute de convention, est un voile imperé.*

3 *L'écriture contrefaite ressemble au portrait de celui qui a fait la grimace devant l'objectif photographique*

FIGURE 25

Types d'écriture de sujets normaux.

1. Ecriture de copiste, absolument artificielle.

2. Ecriture, dite calligraphique, celle enseignée à l'école..., n'a aucune valeur au point de vue graphologique.

3. Ecriture contrefaite, adoptée par le scripteur qui l'emploie de façon constante et la considère comme son écriture normale vraie. Cause de fréquentes erreurs dans l'étude de la graphologie.

Écriture (61). — Née en France (*), cultivée surtout en France, la graphologie normale a d'abord été un art, puis est devenue une science qui prend place parmi les sciences anthropologiques et dont les éléments, les lois, la méthode commencent à être bien connus et nettement définis. Ce qu'on pourrait appeler la *graphologie pathologique* est une science

FIGURE 25 *bis*

Types d'écritures de sujets normaux (Suite).

4. Ecriture normale, naturelle (homme).

dont l'étude est encore à faire. Sans doute les modifications de l'écriture au cours de la paralysie générale, de la maladie de Parkinson, de certaines vésa-

(1) L'historique de la graphologie, en tant que science, est court:

I. — Quelques notions anciennes indiquent que les relations de la forme de l'écriture avec l'état psychique ont depuis longtemps préoccupé des observateurs. Noms à retenir : Baldo (de Bologne, 1622); Lavater, (1805); Moreau (de la Sarthe, 1814); Ed. Hocquart, (1812-1816) ; G. Peignot, 1836); Henze, (1865), Delestre, (1866).

II. — J.-A. Michon, né en 1806, mort en 1881, « l'abbé Michon, le génie et le fondateur de la graphologie » qu'il a créée, perfectionnée et vulgarisée par son enseignement, par ses conférences, par ses ouvrages (*Système de graphologie. Méthode de graphologie. Dictionnaire graphologique des notabilités contemporaines*, 1877-1881, etc.), par la fondation du journal *La Graphologie*, en 1871.

III. — Son essor pris, la graphologie a progressé rapidement et véritablement trop nombreux seraient des noms à citer aujourd'hui, nies, etc., ont été indiquées par les auteurs de Traités des maladies du système nerveux, mais seulement parce que les écrits de tels malades mettent bien en évidence le tremblement et les troubles moteurs dont ils sont atteints, et nullement parce que l'analyse graphologique de ces écrits peut servir au diagnostic

5 Femme normale d'une haute intelligence, d'un grand coeur.....

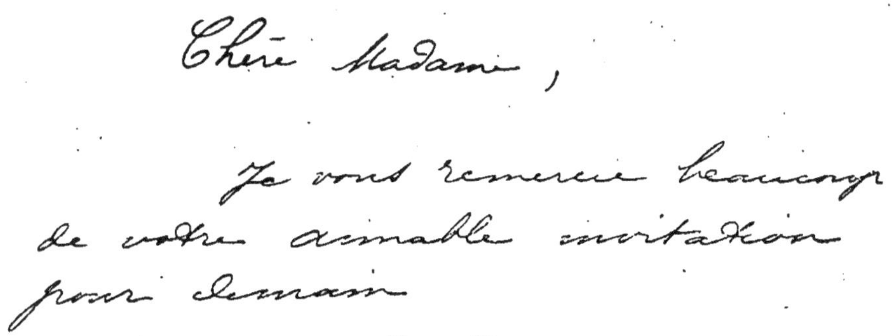
Chère Madame,
Je vous remercie beaucoup de votre aimable invitation pour demain

FIGURE 26

Types d'écriture de sujets normaux (Suite).

5. Écriture normale naturelle. (Femme).

des troubles psychiques qu'ils présentent. Il n'est pas douteux cependant que l'étude de l'écriture puisse donner de précieux éléments pour l'étude des maladies mentales et plus particulièrement des états psychiques liés à la dégénérescence. C'est pourquoi nous lui consacrons ici quelques lignes.

L'écriture est un geste qui comme la mimique, comme tout autre geste révèle un ensemble de sentiments, un état d'âme. Chez un homme dont le

regard est dur, qui a les sourcils froncés, le bras
souvent menaçant, le moins expert devinera que les

6 Femme névropathe.

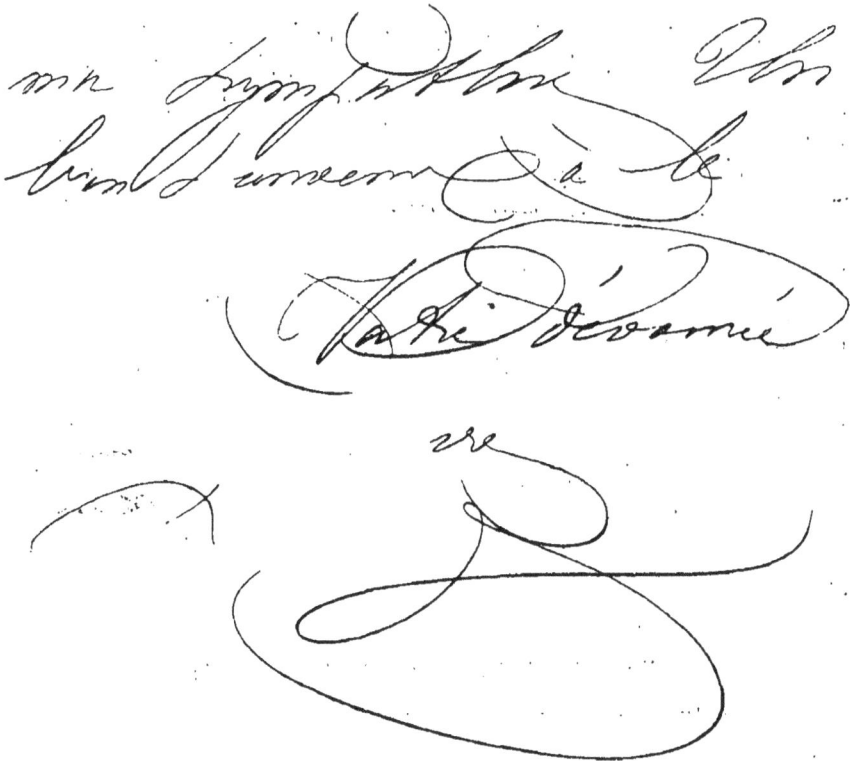

Figure 27
Types d'écriture de sujets dégénérés.

6. Écriture d'une femme névropathe, d'intelligence très normale, avec
   grande vivacité d'esprit... etc. (Dégénérée supérieure).

accès de colère sont chez cet homme faciles, fréquents ; le graphologue portera le même jugement
devant une écriture à traits vifs, mal coordonnée,
parfois tremblée, à mots liés entre eux, irréguliè-

rement tracés, formés par des lettres irrégulières présentant des T barrés haut et longuement. Les bases de la graphologie ne sont plus discutables, et aujourd'hui on peut regarder comme des faits admis que : l'écriture non appliquée, non contrefaite a une personnalité qui répond dans une grande mesure

7 Homme neurasthénique

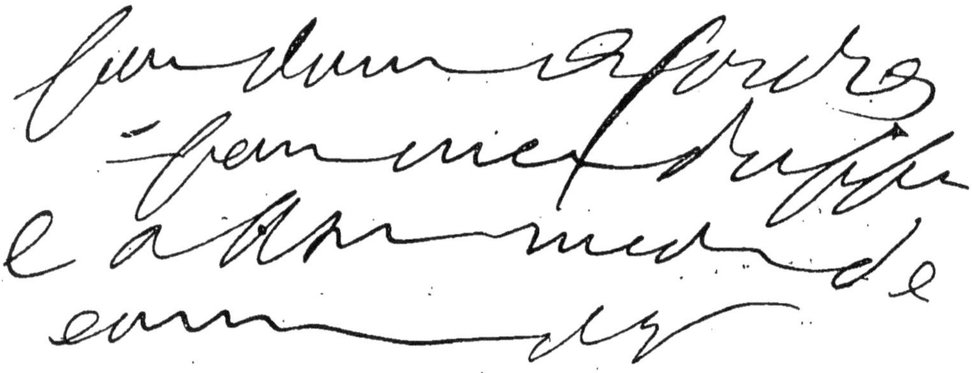

FIGURE 28

Types d'écriture de sujets dégénérés (Suite).

7. Écriture d'un homme neurasthénique. (Dégénéré supérieur).

à celle du scripteur. Elle est la fixation d'une partie de ses mouvements, de ceux qui traduisent le mieux son état psychique habituel (caractère) ou accidentel (passion, maladie).

Les variations des signes graphiques sont le plus souvent en relation avec les modifications de l'état psychique et, comme un miroir fidèle, ils reflètent la mentalité du scripteur.

Au point de vue spécial de la dégénérescence, certains signes graphiques peuvent avoir une certaine
valeur comme stigmates... peuvent avoir, car malheureusement, dans l'état actuel de la question, il est
bien difficile d'apporter des résultats précis. Le sujet

8 Femme épileptique avec asymétrie cranio-
faciale, dentition défectueuse, etc....

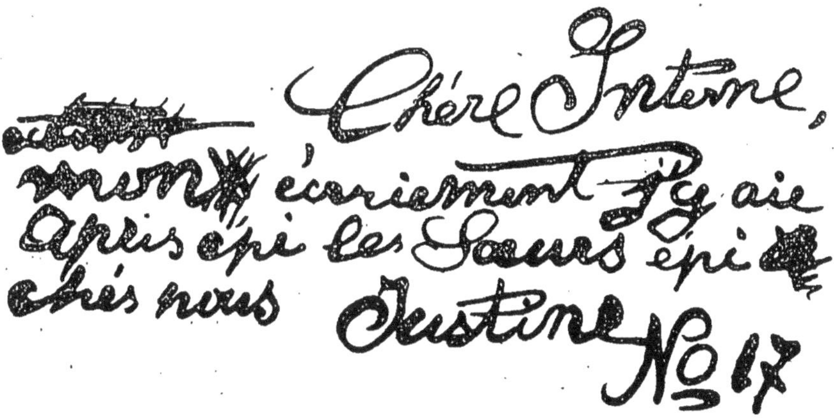

FIGURE 29

Types d'écriture de sujets dégénérés (Suite).

8. Écriture d'une femme épileptique, d'intelligence rudimentaire, restée à
l'école jusqu'à l'âge de 15 ans; nombreux stigmates anatomiques et
physiologiques de dégénérescence (Dégénérée inférieure).

a peu tenté les chercheurs et nos recherches personnelles — bien qu'elles soient poursuivies depuis
longtemps — ne sont pas encore assez au point pour
être résumées ici. Toutefois, parmi les autographes
que nous avons réunis, se trouvent des spécimens
d'écriture de sujets situés aux divers degrés de la
dégénérescence, depuis les cercles informes qui

représentent l'écriture de l'idiot jusqu'à l'écriture souvent presque normale, parfois aussi déconcertante et extraordinaire de certains dégénérés supérieurs. Nous en reproduisons ici quelques-uns à titre d'exemple et pour montrer la différence existant entre de telles écritures et celles de sujets normaux.

La dégénérescence ne sera probablement jamais révélée par le seul diagnostic graphologique, du

9 Copie du texte HOSPICE DU PERRON. par un homme idiot et épileptique.

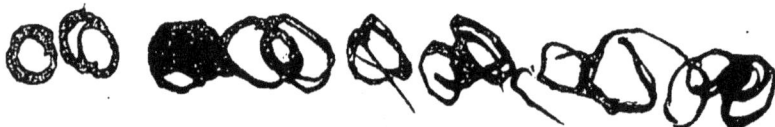

FIGURE 30

Types d'écriture de sujets dégénérés (Suite).

9. Écriture d'un homme idiot et épileptique. (Dégénéré placé aux derniers degrés de dégénérescence).

moins certains signes du graphisme des dégénérés mériteront-ils un jour d'être classés parmi les signes de leur état de déchéance héréditaire. Dès à présent, leur place doit être réservée.

Gaucherie ou mancinisme, ambidextrie. — Aux troubles de la motilité qui viennent d'être énumérés peuvent être rattachés la gaucherie (mancinisme des auteurs italiens) et l'ambidextrie.

Chez les normaux, l'une et l'autre sont peu fréquentes.

L. MAYET. 7

Chez les idiots, M. Sollier a constaté :

      12 p. 100 de gauchers.

      16 p. 100 d'ambidextres.

      72 p. 100 de droitiers.

Chez 80 épileptiques, nous avons noté :

      9 gauchers.

      4 ambidextres.

      67 droitiers, parmi lesquels six avaient une force musculaire mesurée au dynamomètre notablement plus grande à gauche qu'à droite.

TROUBLES DE LA SENSIBILITÉ

Anesthésie. — Chez les dégénérés, la perte de la sensibilité générale peut être complète — anesthésie proprement dite — ou relative — hypoesthésie, — étendue à toute une moitié du corps — hémianesthésie — ou localisée à des segments plus ou moins étendus de la surface cutanée, des muqueuses (62).

Hyperesthésie. — Présente les mêmes variétés que l'anesthésie.

La *sensibilité tactile*, étudiée avec l'esthésiomètre de Weber paraît plus obtuse chez les dégénérés, mais les résultats que l'on peut obtenir restent incertains à cause de la grande difficulté que l'on éprouve à obtenir des réponses précises de sujets dont l'état psychique laisse habituellement beaucoup à désirer. Les mêmes incertitudes existent quand on

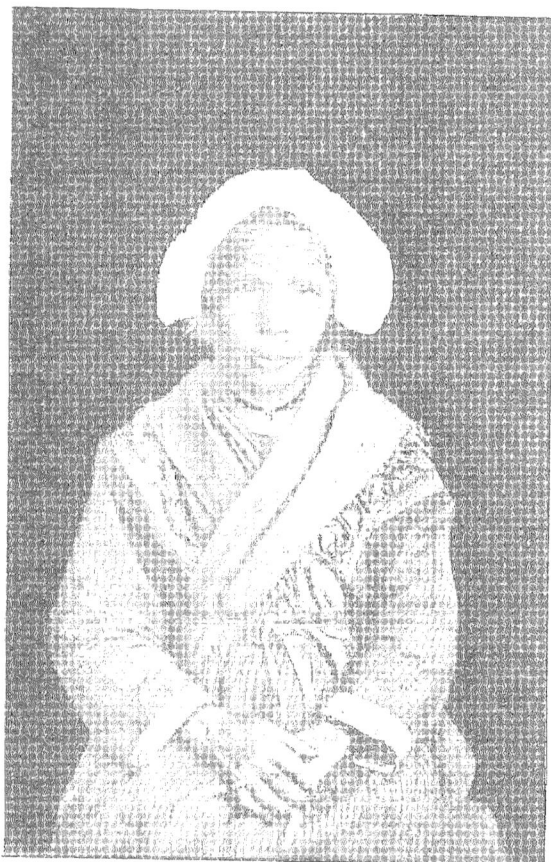

FIGURE 31

Femme du département des Hautes-Alpes (Briançonnais), atteinte de crétinisme.

explore la sensibilité thermique, la sensibilité à la douleur, etc.

La *sensibilité spéciale* est troublée tout autant sinon davantage que la sensibilité générale. Nous n'envisageons pas ici les perversions sensorielles : elles sont de nature psychique et prennent place parmi les stigmates psychologiques de la dégénérescence.

Vision (63). — Le *champ visuel* est modifié de façon très variable. Le plus souvent on noterait un rétrécissement du champ visuel très marqué.

L'*acuité visuelle* serait, soit plus grande que chez la moyenne des normaux, soit au contraire — et c'est ce que personnellement nous avons le plus fréquemment observé — considérablement diminuée par les vices de la réfraction oculaire, par la myopie, etc., fréquents chez les sujets qui nous préoccupent ici.

La *vision des couleurs* apparaît plus ou moins anormale et incomplète. C'est chez les sujets dégénérés que s'observe surtout le *daltonisme, dyschromatopsie* congénitale — imperfection visuelle empêchant de distinguer certaines couleurs — la *chromopsie*, etc.

Pour mémoire nous rappelons les troubles moteurs : strabisme, nystagmus congénital, etc., déjà indiqués.

Audition (64). — Recherchés et étudiés surtout chez les hystériques, les troubles de l'audition ne sont pas rares chez les autres dégénérés.

Nous rappelons, à ce sujet, la motilité anormale

du pavillon de l'oreille, l'hyperesthésie du pavillon ou du conduit auditif externe.

En ce qui concerne l'audition proprement dite, on peut observer chez les dégénérés :

Hyperacousie, acuité anormale de l'ouïe qui survient par accès plus ou moins prolongés et peut s'accompagner de la persistance de l'impression sonore pendant quelques minutes et plus. Assez souvent l'hyperacousie est douloureuse et quand l'accès se produit, le visage du sujet exprime l'anxiété et la souffrance.

A un degré moindre, il s'agit simplement d'une *hyperesthésie sensorielle* plus ou moins marquée, pénible parce que l'ouïe atteint une finesse extrême et que les moindres bruits viennent inquiéter le sujet. Cette exagération de l'acuité acoustique n'est pas rare chez les neurasthéniques et peut devenir une des causes de l'insomnie des neurasthéniques.

L'audition est plus souvent diminuée qu'exagérée. Quand la *surdité* est légère, quand elle est unilatérale, il est difficile de la découvrir, d'autant plus qu'il s'agit de sujets dont les réponses sont incertaines, quelquefois nulles (dégénérés inférieurs). D'une façon générale, les sons complexes, mots parlés, non chantés, sont moins bien perçus que les sons simples, (tic-tac de la montre, note de diapason, coup de sifflet...) Ce fait d'observation, donné par Gradenigo comme un bon signe diagnostique entre les affections organiques de l'oreille et l'hystérie de l'oreille, s'explique par l'infériorité psychique de tels sujets :

avec M. Castex, nous pouvons remarquer qu'il est plus facile au malade de porter son attention sur le tic-tac d'une montre — sons très simples — que sur les sons complexes d'un mot.

Plus marquée, la surdité peut être complète et bi-latérale. Comme, en pareil cas, elle est presque toujours congénitale, elle a pour conséquence la *mutité*.

Surdi-mutité. — Il s'en faut pourtant que tous les sourds-muets soient des dégénérés. Une affection auriculaire quelconque survenant dans les premières années de la vie peut rendre muet l'enfant le plus normal. Mais la surdité reconnaissant pour cause l'absence congénitale de l'ouïe est un stigmate de dégénérescence. La transmission héréditaire pure et simple, le fait étiologique de sa fréquence chez les enfants issus de mariages consanguins qui exagèrent les tares familiales en les additionnant, l'hérédité névropathique fréquente aussi chez de tels sujets, en sont les causes premières les plus habituelles. A côté de la surdi-mutité congénitale des dégénérés, il convient de placer la surdi-mutité survenant brusquement chez les dégénérés adultes et susceptible de guérison assez rapide. Cette seconde forme de surdi-mutité a été rencontrée chez les névropathes. Elle s'observerait surtout chez les hommes hystériques, 82 p. 100 (Mingazzini). Elle reconnaît pour cause occasionnelle une émotion, une commotion morale vive, un traumatisme, une infection, etc.

En dernier lieu, il nous reste à mentionner la

fréquence des maladies de l'oreille chez les dégénérés.

Odorat et goût. — On ne peut rien dire de précis au sujet de la sensibilité sensorielle relative au goût et à l'odorat recherchée chez les dégénérés. Il y a tant de degrés parmi ceux-ci, les renseignements obtenus sont si souvent contradictoires qu'aucune conclusion ferme n'est possible. Il semble toutefois, et nos recherches personnelles paraissent confirmer que la sensibilité gustative soit assez souvent obtuse et l'olfaction relativement peu développée, particulièrement chez les épileptiques. Un de ceux-ci, hospitalisé au Perron, près de Lyon, ne faisait guère de différence entre le vin de gentiane et le vin ordinaire et mangeait sans s'en apercevoir des gousses de piment placées dans des fruits confits. La plupart des malades de cette catégorie ne se préoccupaient guère de la façon dont était accommodée leur nourriture : la quantité seule leur importait.

APPAREIL DIGESTIF

Nous ne faisons pas de place parmi les stigmates de la dégénérescence aux spasmes de l'œsophage, aux dyspepsies nerveuses, à certaines formes cliniques de la dilatation de l'estomac, aux éructations hystériques, au tympanisme hystérique abdominal (68), etc..., qui se rencontrent presque exclusivement chez les névropathes : les stigmates de l'hystérie et les stigmates de la dégénérescence ne doivent pas être confondus.

Nous ne reviendrons pas non plus ici sur les anomalies dans l'évolution de la dentition qui ont déjà été signalées (V. p. 49).

Anorexie. — Certains idiots et autres dégénérés inférieurs refusent obstinément de prendre aucune nourriture et le gavage avec la sonde œsophagienne devient parfois nécessaire durant de longues périodes pour lutter contre cette perversion de l'appétit... perversion, car le facteur psychique joue un grand rôle dans cette forme spéciale d'anorexie.

Gloutonnerie. — D'autres dégénérés inférieurs avalent au contraire tout ce qui se trouve à leur portée, y compris leurs excréments.

Onychophagie, etc. Nous signalons en passant les rongeurs d'ongles, les rongeurs de poils et de cheveux, les rongeurs de fil, de papier, de porte-plumes. Il s'agit là d'un trouble psychique léger, d'une idée obsédante, le plus souvent, d'un acte simplement automatique qui pousse le sujet à ronger constamment quelque chose. Cette habitude — d'ailleurs très fréquente et à laquelle on ne saurait dans la plupart des cas attacher une bien grande importance — doit comme les précédentes être rattachée aux tares psychiques plutôt qu'aux anomalies fonctionnelles de l'appareil digestif.

Aérophagie (65). — L'aérophagie consiste dans la déglutition de l'air atmosphérique. Ce phénomène pathologique est constitué par l'association de deux éléments distincts se succédant ordinairement à un court intervalle : une série de mouvements de déglutition entraîne l'air atmosphérique dans l'estomac et une série d'éructations bruyantes rejette l'air ingéré. Pour l'étude des détails se reporter aux travaux cités (n° 65, de l'index bibliographique).

L'aérophagie n'est pas un fait rare. Nous avons eu l'occasion de l'observer et les observations publiées sont assez nombreuses. Presque toujours il s'agit de dégénérés névropathes, héréditairement stigmatisés.

Mérycisme (69). — Le mérycisme est la rumination chez l'homme ; plus ou moins longtemps après le repas, les aliments reviennent dans la bouche sans effort, presque toujours sans nausées et sont de nouveau insalivés, mastiqués et déglutis.

Le mérycisme s'observe chez les dyspeptiques — qui se trouvent devenir mérycoles sans relever en rien de la dégénérescence — et chez les dégénérés.

Dans ce dernier cas, il apparaît comme une habitude automatique quelquefois même comme un acte impulsif et se produit soit après les troubles dyspeptiques ayant occasionné de fréquentes régurgitations — la régurgitation étant le premier stade du mérycisme —, soit par imitation, soit encore sans cause apparente.

La valeur du mérycisme comme stigmate ne saurait être contestée : elle ressort des observations publiées jusqu'ici et qui montrent le mérycisme surtout fréquent chez les idiots, les aliénés, les épileptiques...

(Bouchaud, Naecke, Sinkler, Bourneville et Seglas, Louet, etc.)

Plus on se rapproche des dégénérés inférieurs, plus fréquemment on rencontre le mérycisme (*). Le plus habituellement il se manifeste dès le jeune âge et surtout vers douze ou quinze ans. On doit en tenir grand compte dans l'étude des dégénérés.

APPAREIL RESPIRATOIRE

Le **terrain tuberculisable** est de beaucoup le plus important stigmate de déchéance héréditaire concernant l'appareil respiratoire (70).

Il s'observe chez des enfants de parents tuberculeux, soit, mais plus rarement, chez les hérédo-alcooliques, les hérédo-syphilitiques... etc.

Depuis longtemps sont connus ces candidats à la tuberculose, « sujets au squelette étroit et mince, aux attaches grêles, à la peau fine et molle, aux extrémités graciles, aux doigts allongés, au faciès pâle, aux veinosités transparentes, formant le gros de l'armée des dégénérés. Dans la foule de ceux-ci dont le neuro-arthritisme, l'alcoolisme, la syphilis, le saturnisme..., etc., s'entendent à peupler le monde civilisé, les fils de tuberculeux pour être mêlés ne sont pas confondus. Ils forment une cohorte reconnaissable entre toutes : leur air de famille ne trompe guère un médecin exercé, qui reconnaît en eux autant

. (*) Statistique de Grand (120 cas) : 28 fois idiotie; 3 fois imbécillité; 7 fois débilité mentale; 2 fois épilepsie; 16 fois démence, paralysie générale, etc.

de candidats à la tuberculose..., leur misère physiologique les mettant en aptitude morbide.

« Les fils de tuberculeux naissent dystrophiques
comme le sont les fils de vieillards, d'alcooliques,
de syphilitiques, de neurasthéniques, par altération
plasmatique et vitale de l'œuf, laquelle fera de tous
ces fils de déchus, des dystrophiques, des infantiles,
des dégénérés prédestinés à toutes les déchéances,
préparés à toutes les contagions. » (Landouzy.)

Nous n'ajouterons rien à ces lignes empruntées à
M. Landouzy et dont chaque médecin pourrait affirmer l'exactitude par de très nombreux exemples. La
prédisposition à la tuberculose est un stigmate de
dégénérescence d'une grande valeur. Elle s'associe
à des tares multiples dont M. Mosny, dont Mlle Kowner, ont fait l'objet de revues intéressantes.

Du côté de l'appareil respiratoire, il convient
encore de signaler la *toux spasmodique* qui ne
s'accompagne d'aucun signe d'auscultation, d'aucun
signe laryngoscopique, d'aucune expectoration, qui
cesse pendant le sommeil... Observée dans l'hystérie
infantile, elle a en pareil cas une importance vraie.

Peut-être pouvons-nous indiquer également ici les
végétations adénoïdes dont la valeur comme stigmate
n'est pas encore bien établie (71).

L'*asthme* a été regardé par plusieurs auteurs
comme une tare dégénérative. Nous avons eu l'occasion de voir de nombreux asthmatiques : il faut
beaucoup de bonne volonté ou beaucoup d'illusions

pour qualifier ces malades de dégénérés. Sans doute ils sont membres de la grande famille arthritique, comme le sont aussi les lithiasiques, les migraineux, etc., sans doute aussi les fils d'arthritiques sont assez fréquemment des dégénérés et l'arthritisme se trouve être une des portes d'entrée de la dégénérescence. Cela n'est pas chose suffisante pour ranger les manifestations de l'arthritisme parmi les stigmates de la dégénérescence. De telles exagérations livrent aux pires critiques les conceptions originellement les plus exactes.

APPAREIL CIRCULATOIRE

L'hérédité dystrophique retentit sur l'appareil circulatoire comme elle retentit sur le squelette, sur le cerveau, etc... Nombre de malformations congénitales du cœur, persistance du trou de Botal, inocclusion du septum interventriculaire, atrésies orificielles congénitales, malformations valvulaires... et de malformations congénitales des vaisseaux reconnaissent pour cause l'hérédité viciée, tarée qui caractérise la dégénérescence. Aussi certaines dystrophies cardiaques et vasculaires sont-elles des stigmates de celle-ci.

Elles se révèlent par divers syndromes cliniques dont il serait superflu de résumer ici les caractères cliniques : rétrécissement mitral, maladie bleue, rétrécissement pulmonaire... etc.

Le *rétrécissement mitral* (72) a de beaucoup été le

mieux étudié au point de vue de ses rapports avec l'hérédité dégénérative. Le rétrécissement mitral, pur, congénital, est avant tout et surtout une malformation cardiaque congénitale dont l'étiologie révèle chez les parents l'existence des grands facteurs de la dégénérescence, de la tuberculose (Potain, Pierre Teissier) ; de la syphilis (Labadie-Lagrave et Deguy, Huchard, Ed. Fournier, Rendu) ; du saturnisme (Duroziez) ; etc. La tare dégénérative qui a frappé les sujets atteints de rétrécissement mitral pur congénital s'affirme encore chez eux par l'association de la cardiopathie avec d'autres malformations, avec des stigmates psychologiques de la dégénérescence, avec des arrêts de développement portant sur l'être tout entier : nanisme mitral de A. Gilbert ; infantilisme du type Lorain-Faneau de la Tour.

Les relations de l'épilepsie, de l'hystérie avec le rétrécissement mitral pur ont été maintes fois mises en évidence, (Huchard, Giraudeau, Huc, Rhedon, etc.).

La familialité nous paraît discutable malgré les cas signalés. C'est d'ailleurs un argument de faible valeur.

Maladie bleue.

Rétrécissement pulmonaire (73).

Du côté des vaisseaux, l'*aplasie artérielle* (74), si fréquente chez les hérédo-tuberculeux; les *dystrophies veineuses* (75) décrites chez les hérédo-syphilitiques par Ed. Fournier et constituées dès la naissance et celles survenant dans la jeunesse, phlé-

bectasies étroitement liées à une malformation originelle du système veineux; la *fragilité des capillaires*,
expliquant la fréquence des hémorragies chez les
dégénérés névropathes, la facilité avec laquelle se
produit l'othématome chez les épileptiques, les
idiots, les cas d'*hémophilie*...

Du côté du sang, certaines formes de *chlorose*, —
par exemple celle associée au rétrécissement mitral
congénital pour ainsi dire symptomatique de celui-ci,
la « chlorosis aortica » de Virchow, liée à l'hypoplasie
artérielle... Bien que nous ayons grande tendance à
regarder avec M. Gilbert la chlorose vraie et non pas
les anémies simples, symptomatiques, étiquetées
chlorose, comme une maladie de déchéance, nous ne
pouvons donner cette opinion que comme une simple
hypothèse justifiée seulement en partie et deman-
dant à être confirmée.

ORGANES GÉNITO-URINAIRES

Incontinence d'urine (76). — L'albuminurie, les
calculs vésicaux, les oxyures, le phimosis, peuvent
être cause de l'incontinence d'urine. Celle-ci, alors
simplement réflexe ou symptomatique, n'est pas liée
à la dégénérescence.

L'incontinence d'urine essentielle, surtout nocturne, débutant dès le jeune âge, pouvant disparaître
à la puberté ou, au contraire, persister pendant
toute la vie, est en relations avec l'épilepsie; l'hystérie et d'une façon plus générale avec la dégéné-

rescence héréditaire. Trousseau a depuis longtemps
signalé l'influence héréditaire dans l'étiologie de l'incontinence d'urine, et les tares de cette hérédité
sont aujourd'hui relevées par tous les auteurs.

« L'incontinence d'urine des dégénérés et des
névropathes, dit L. Guinon dans son article du Traité
des maladies de l'enfance (Grancher-Comby-Mar-
fan), est la vraie incontinence essentielle, celle que
l'on observe journellement chez les enfants. Elle a
les plus étroites parentés avec les autres manifestations du nervosisme et de la dégénérescence psycho-
pathique. »

« En relevant les antécédents héréditaires, on
trouve chez la mère l'hystérie ; chez le père, l'alcoolisme ; chez l'un ou l'autre, les convulsions pendant
le jeune âge, la neurasthénie, l'épilepsie, la débilité
mentale, l'aliénation, les malformations congénitales.
Mêmes phénomènes, mêmes caractères depuis les
plus bénins jusqu'aux plus graves, chez les collaté-
raux, oncles ou tantes ; enfin l'incontinence d'urine
elle même se retrouve dans les ascendants souvent
liée aux manifestations ci-dessus : hérédité similaire.

« L'étude du malade lui même offre plus d'un
enseignement. Il présente certains des stigmates
somatiques que l'on assigne aux dégénérés. Aussi
bien les caractères intellectuels et moraux de ces
enfants sont digne d'être signalés. Et, à ce point de
vue, ils se divisent en deux classes : d'une part, les
débiles, les arriérés, les idiots (épileptiques ou non) ;
d'autre part, des enfants intelligents, mais émotifs,
excitables, dont quelques-uns sont indisciplinés,

d'une vivacité encombrante, d'autres sont méchants, menteurs, grossiers. »

Excès vénériens et masturbation. — Les excès vénériens et la masturbation acquièrent chez les dégénérés une intensité extrême. Ils sont déterminés par des idées obsédantes et des impulsions qui germent si facilement dans leur cerveau, aussi les signalons-nous ici simplement pour mémoire : leur place est parmi les modifications et les perversions de l'instinct sexuel qui comptent parmi les principaux stigmates psychologiques de la dégénérescence. L'onanisme effréné auquel se livrent certains dégénérés entraîne souvent la spermatorrhée.

Spermatorrhée. — Chez les hommes normaux, l'émission involontaire du sperme pendant le sommeil sous l'influence des rêves érotiques n'est pas chose rare. Ces pollutions nocturnes quasi physiologiques sont chose bien différente de la spermatorrhée qui s'observe chez les dégénérés : sous l'influence de causes insignifiantes, — lectures, tableaux, dessins obscènes, souvenirs lubriques, simple frottement du pantalon sur le gland, effort léger, etc., — parfois même sans aucune cause, sans que la verge soit en érection, sans que se produise aucune sensation voluptueuse, le sperme s'écoule en bavant et le sujet éprouve une sensation d'angoisse pénible, de grande lassitude. Neurasthéniques et épileptiques paraissent, plus que les autres dégénérés, être sujets à la spermatorrhée.

Le **priapisme** est lié le plus habituellement à des troubles psychiques : satyriasis, impulsions d'ordre génital si fréquentes chez les dégénérés. Il peut exister indépendamment de toute idée délirante ou obsédante. On l'a signalé chez des névropathes plus ou moins tarés et M. Féré a rapporté une observation de priapisme chez un enfant de douze ans.

Le priapisme est caractérisé par l'érection extrême du pénis dont la courbure s'exagère avec la distension. Cette érection s'accompagne d'une sensation d'étranglement et d'ardeur douloureuse à l'exclusion de tout désir vénérien (Féré).

Il survient par accès de durée et d'intensité variables. On ne confondra pas ces accès de priapisme des dégénérés avec les érections douloureuses liées aux maladies de la moelle épinière, à l'ingestion de préparations de cantharides et même simplement à la distension vésicale dans les cas de rétention d'urine (77).

Stigmates obstétricaux. — Sous ce titre, on peut grouper un certain nombre d'anomalies de la grossesse et de l'accouchement, anomalies fréquentes chez les femmes dégénérées et dépendant sans conteste de la dégénérescence.

Ce sont :

Certains cas de stérilité liée à l'absence, à l'atrophie congénitale, au fonctionnement défectueux des ovaires avec intégrité des voies génitales, ou causée par des anomalies des voies génitales, malgré l'intégrité anatomique et fonctionnelle des ovaires.

Certains avortements. — S'il n'est pas douteux, par exemple, que les avortements en séries se produisant chez les femmes mariées à un syphilitique doivent être mis sur le compte de la tare héréditaire qui est la conséquence de l'infection syphilitique du spermatozoïde et même de l'ovule et qui pèse sur l'embryon au point de le tuer à une période plus ou moins avancée de sa vie intra-utérine, il est non moins évident que la grande majorité des avortements, celle qui reconnaît pour cause les traumatismes, les imprudences de la mère pendant la grossesse, les manœuvres criminelles si fréquemment utilisées quand survient une grossesse importune .., etc., est indépendante de la dégénérescence.

Certains cas de dystocie et de présentations vicieuses résultant des anomalies squelettiques du bassin, anomalies dont nous avons signalé l'importance en les rangeant parmi les stigmates anatomiques.

Nous ne pensons pas qu'on puisse dire plus actuellement.

Il y a un an, MM. Larger, père et fils, dans la thèse inaugurale de ce dernier, ont abordé cette même question des stigmates obstétricaux de la dégénérescence. Ils l'ont fait avec de telles idées préconçues et une exagération telle, qu'il ne saurait être question de discuter, même partiellement, ce long mémoire. Le résumé en a été communiqué, d'ailleurs, à nombre de journaux médicaux, et nous nous bornerons à rappeler que, pour MM. Larger, il faut entendre par stigmates obstétricaux de la dégénérescence :

« 1° Tout ce qui, dans la conception, la grossesse et l'accouchement, s'écarte du type physiologique à savoir :

a) Anomalies de la conception : stérilité, gémellité, grossesse ectopique ;

b) Anomalies de la grossesse : toutes les anomalies placentaires telles que : hémorrhagie, placenta prœvia, multilobé, adhérences, etc. ; toutes les anomalies des membranes en général : ruptures prématurées, non-rupture (accouchement œuf entier), môle hydatiforme, hydramnios ; toutes les anomalies du cordon : insertion vélamenteuse, briéveté, allongement, circulaires, etc.;

c) Anomalies de l'accouchement : avortement et accouchement prématurés, grossesse prolongée, procidences ; toutes les présentations et positions autres que l'OIGA.

« En d'autres termes, étant donnée l'une quelconque de ces anomalies de la gestation, l'on peut toujours et nécessairement conclure à la dégénérescence héréditaire ou acquise de l'un des générateurs ou des deux à la fois.

« 2° De plus, non seulement toutes les anomalies de la gestation sont du domaine dégénératif, mais encore que certaines intoxications et infections puerpérales, telles que l'éclampsie et la « phlegmatia alba dolens post partum », rentrent dans le même cadre, en ce sens que ces affections ne se développent que sur un terrain de dégénérescence, quel que soit d'ailleurs l'agent de l'intoxication ou de l'infection. »

Pour terminer ce qui a trait aux troubles fonctionnels des organes génitaux, il nous reste à signaler
la **stérilité** par déchéance du spermatozoïde, ou par
déchéance de l'ovule, parfois par déchéance simulta-
née de l'un et de l'autre. Comme conséquences :
absence de fécondation ; fécondation défectueuse,
d'où fréquence des avortements, production de
monstruosités incompatibles avec la vie, mort peu
après la naissance par inaptitude à la vie, enfin,
inaptitude au développement normal de l'être
(infantilisme).

SYSTÈME NERVEUX

Nous avons rangé parmi les stigmates physiologiques de la dégénérescence, un certain nombre de
syndromes morbides résultant des troubles fonctionnels de l'appareil digestif, de l'appareil circulatoire, etc. La tare dégénérative frappant le système
nerveux se révèle également par un certain nombre
de syndromes dont la plupart sont devenus de véritables entités morbides dans le cadre de la neuropathologie et nous en ferons une énumération plutôt qu'une description sommaire, la plupart d'entre
eux étant étudiés de façon très détaillée dans les
Traités de pathologie interne, de pathologie générale, de pathologie nerveuse.

Les troubles mentaux y sont associés aux stigmates
anatomiques et aux stigmates fonctionnels : la division que nous avons établi entre eux apparaît une
fois de plus toute artificielle (79).

Maladies nerveuses familiales (80). — Le groupe des maladies nerveuses familiales héréditaires est en relations étroites avec la dégénérescence — encore que l'histoire de ces maladies soit actuellement bien imprécise et que leur étude soit encore plus à faire que faite.

Toute conclusion à leur sujet serait prématurée et risquerait fort d'être jugée inexacte plus tard : nous ne pouvons qu'indiquer leur place.

La *méningite tuberculeuse* qui n'est certainement pas l'apanage exclusif des dégénérés, mais qui s'observe avec une grande fréquence chez ceux-ci. Bien souvent elle apparaît comme une maladie familiale et la prédisposition est réalisée moins par la tuberculose des parents — on pourrait presque dire qu'en pareil cas cette dernière est exceptionnelle — que par la tare dégénérative mystérieuse qui s'est déjà exercée sur les parents et a fait de ceux-ci des neurasthéniques, des épileptiques, des aliénés, etc. La méningite tuberculeuse frappe plus les hérédo-névropathes que les hérédo-tuberculeux. Elle est au maximum de fréquence chez les enfants de parents présentant réunies ces trois causes essentielles de déchéance héréditaire : névropathie, tuberculose, alcoolisme.

La maladie de Friedreich, maladie familiale, frappant plusieurs enfants d'une même souche.

Certaines myopathies atrophiques musculaires progressives, myopathies débutant dès le jeune âge, expression d'une dystrophie musculaire familiale.

Amyotrophie du type Charcot-Marie.

Maladie de Thomsen.

Hérédo-ataxie cérébelleuse (Marie, Londe).

Certaines diplégies spasmodiques infantiles et plus particulièrement la *maladie de Little* (*).

Athétose double. — Sa place ici est justifiée par : l'hérédité nerveuse de l'athétosique, la familialité de son affection ou l'existence de divers facteurs de dégénérescence chez ses ascendants, par son début précoce dès les premiers jours de la vie, par l'état de profonde déchéance qui traduit son tableau clinique bien spécial : grimaces variées et contradictoires, gestes bizarres et grotesques, mouvements arythmiques, spasmodiques, difficulté des mouvements intentionnels, de la marche, de la parole, par les troubles mentaux qu'ils présentent ; enfin, par les

---

(*) Conclusions de M. Long, in *Revue médicale de la Suisse Romande.*
M. Long, de Genève, a tenté de réunir en un même groupe les maladies nerveuses familiales héréditaires.
Quelques-unes des conclusions de ce travail sont les suivantes :
Le mot de maladies héréditaires doit être pris ici dans le sens d'état morbide légué par les procréateurs.
Le terme de maladie familiale, dans le sens d'affection s'étendant à plusieurs membres de la même famille ou d'une même génération.
Le terme maladie d'évolution, parallélisme du développement de la forme morbide avec celui de l'individu.
Ces maladies sont réunies par des caractères communs et forment un groupe bien défini.
Considérées chez chaque individu en particulier, elles restent indépendantes dans leur genèse de toute influence pathologique extérieure. Elles ont un début insidieux, une marche lente et progressive.
Leur tableau symptomatique reste à peu près identique quand plusieurs individus d'une même famille sont atteints.
Elles deviennent par contre extrêmement variables en passant d'une famille dans une autre, d'où impossibilité de leur reconnaître des formes cliniques nettement définies.

malformations crâniennes, les anomalies physiques qui existent habituellement chez de tels malades.

Maladie de Parkinson. — Malgré les discussions et les incertitudes pathogéniques dont il est l'objet, le syndrome parkinsonnien — tremblement, rigidité musculaire, lenteur des mouvements, troubles de la marche, impénétrabilité et immobilité du visage, attitude si particulière, — nous paraît devoir être aussi rattaché à la dégénérescence.

Tics (81). — Mouvements convulsifs cloniques ou toniques, « volontaires, habituels, alternativement conscients et inconscients, coordonnés, systématiques » (Noguès). Les tics s'observent avec fréquence, une fréquence extrême, chez les dégénérés supérieurs comme chez les idiots et les épileptiques.

Leur variété est infinie.

Dans certains cas, le tiqueur apparaît comme un véritable pantin ; le plus ordinairement, il faut quelques instants d'observation pour constater les mouvements anormaux dont la répétition fréquente constitue le tic.

Aux phénomènes moteurs du tic, se joint le plus souvent un certain degré de déséquilibre mental. Cela, Charcot, Brissaud, l'ont remarqué il y a déjà longtemps et M. Noguès dans son rapport au XIIᵉ Congrès des médecins aliénistes et neurologistes a fait aux troubles mentaux des tiqueurs une large place. « Les tiqueurs, dit-il, sont des déséquilibrés moteurs. »

M. le professeur Pierret s'est élevé au Congrès contre cette conception de regarder les tics comme une des multiples manifestations de la dégénérescence mentale. Sans faire la part trop grande à l'élément psychique des tics, on ne peut s'empêcher de constater leur fréquence chez les dégénérés.

Parmi ceux qu'il nous a été donné d'observer, nous citerons :

Clignotement des paupières ; grimaces variées ; mâchonnement ; grincement de dents ; mouvements d'approbation ou de dénégation ; grattage de la joue, de l'oreille, des cheveux, du nez ; haussement des épaules ; torsion du cou, etc., etc...

Nous faisons une place à part à cette forme si spéciale de névralgie du trijumeau dans laquelle la douleur survenant dans le domaine de la cinquième paire s'accompagne de contractions dans le domaine du facial : le *tic douloureux de la face.*

Si les causes occasionnelles en sont banales et variées on peut remarquer qu'on ne le rencontre guère chez d'autres sujets que les hystériques et les épileptiques, — c'est-à-dire chez des sujets dont la déchéance nerveuse héréditaire est certaine. La longue durée de cette cruelle affection, l'impuissance de tous les traitements à produire une amélioration certaine — des doses de 20 centigrammes et plus d'extrait thébaïque n'amènent que de courtes accalmies et jamais la guérison — le rythme des paroxysmes, son alternance avec des manifestations convulsives de nature comitiale vraie comme nous avons eu l'occasion de l'observer chez un malade de l'Hôtel-Dieu de Lyon, etc., nous semble justifier la mention que nous faisons ici du tic douloureux de la face.

Chorée (82). — La place à faire dans la dégénérescence à la chorée, — qu'il s'agisse de la *chorée de
Hutington*, de cette forme clinique décrite depuis
peu par M. Brissaud sous le nom de *chorée variable
des dégénérés* et même de certains cas de *chorée de
Sydenham*, est justifiée par l'hérédité des choréiques. Les tares héréditaires qui dominent cette
hérédité cessent d'être latentes sous l'influence
d'une infection, d'une intoxication, d'une impression
morale venant rompre l'équilibre instable dans
lequel se trouve l'organisme de tels sujets.

Comme les zones motrices, le cerveau conscient
est modifié fonctionnellement chez les choréiques et
nombreux sont les cliniciens qui ont pu remarquer
la ressemblance des troubles psychiques présentés
par eux avec les troubles psychiques que l'on décrit
comme particuliers aux dégénérés.

Le cadre de ce mémoire nous interdit toute discussion à ce sujet. Nous ne pouvons que constater la
parenté des choréiques et des dégénérés, parenté
assez proche en ce qui concerne la chorée mineure
de Sydenham, parenté beaucoup mieux établie
pour la chorée majeure de Huntington, identité
complète pour la chorée variable, syndrome particulier aux dégénérés.

Névroses (83). — On ne rattache pas habituellement les névroses à la dégénérescence et nombre
d'auteurs regardent celle-ci simplement, comme
un terrain favorable au développement et à l'évolution de celles-là.

En réalité il y a tant de névropathes parmi les dégénérés et des liens si nombreux, si étroits, unissent ceux-ci à la famille névropathique qu'il est logique, et pensons-nous exact, de regarder les grandes manifestations des névroses comme de véritables stigmates de dégénérescence.

Toutefois, et plus encore que pour les stigmates anatomiques, il faudra faire des réserves et savoir interpréter les cas particuliers, car ce serait une erreur de verser dans le groupe des dégénérés tous les neurasthéniques, tous les hystériques.

Sur ce point il semble qu'il faille être moins absolu que le professeur Dallemagne : la variabilité des causes et de la symptomatologie des différentes névroses plaide en faveur de telles réserves.

Chez un certain nombre de névropathes la dégénérescence est virtuelle ; on la devine mais on ne peut l'affirmer scientifiquement. Chez d'autres, la majorité, aux manifestations de la névrose se surajoutent des stigmates physiques, physiologiques, psychologiques et parfois sociologiques de la dégénérescence. Si on recherche ce que sont les enfants de tels sujets on trouve que tel père névropathe peut avoir un fils dégénéré sans névropathie, idiot, faible d'esprit par exemple, et inversement tel père dégénéré sans être névropathe procréer un enfant hystérique, ou épileptique, ou choréique, etc.

Rattacher la névrose à la dégénérescence n'est plus seulement en pareil cas une simple vue de l'esprit mais une nécessité imposée par les faits d'observation. Il convient dès lors de considérer les grandes manifestations de la névropathie comme étant des stigmates de la dégénérescence. Nous disons : grandes manifestations, car il y a dans le tableau clinique de chaque névrose une foule de traits particuliers, épiphénomènes passagers, inconstants, utiles au diagnostic de la névrose, stigmates de celle-ci, mais auxquels on ne saurait donner le titre de stigmates de dégénérescence.

La tare dégénérative révélée par les différents syndromes névropathiques est faible dans la neurasthénie elle est d'intensité variable dans l'hystérie, dans le goître exophtalmique, dans la chorée, elle apparaît très intense dans l'épilepsie, bien qu'il y ait des degrés entre les épileptiques dont quelques-uns prennent place parmi les dégénérés supérieurs, alors que les autres doivent être placés parmi les dégénérés les plus inférieurs, à côté du crétin et de l'idiot.

Laissant de côté les stigmates anatomiques et physiologiques déjà énumérés et les stigmates psychologiques qui feront l'objet d'une étude spéciale, nous indiquerons ici seulement les syndromes morbides relevant de telle ou telle névrose et dont la constatation doit sinon faire affirmer la dégénérescence du sujet qui les présente, du moins attirer l'attention sur lui et faire rechercher minutieusement ses autres tares organiques ou psychiques.

Neurasthénie (83), — La neurasthénie est une des portes d'entrée de la dégénérescence ou un des premiers degrés de celle-ci. Elle traduit généralement la mauvaise adaptation du système nerveux du neurasthénique aux conditions de la vie moderne, sa résistance défectueuse et insuffisante aux éléments de dépression physique et morale.

Le neurasthénique commence à s'engager sur le sol mouvant de la dégénérescence où ses enfants s'enliseront davantage et où ses petits-enfants et arrière-petits-enfants pourront disparaître tout à fait s'ils ne sont pas sauvés par des éléments de régénération intercurrents. « C'est le terrain éminemment favorable sur lequel vont germer et se développer dans les générations suivantes les plus graves maladies nerveuses. » (Bouveret).

Et le faisceau des grands symptômes neurasthéniques — appelés aussi les stigmates de la neurasthénie — doit avoir sa place marquée ici.

A côté de la neurasthénie proprement dite, une autre place doit être faite à cette forme de la neurasthénie décrite sous le nom de *névrose d'angoisse* (Angstneurose, de Freud 1895), et qui a été l'objet de discussions au dernier Congrès des médecins aliénistes et neurologistes. Elle est caractérisée par un état chronique d'attente anxieuse, par des crises d'angoisse paroxystique, des phobies et des obsessions, avec irritabilité générale et surtout vie sexuelle anormale, abstinence sexuelle, masturbation excessive, coït incomplet... (84).

Hystérie (85). — La multiplicité des formes cliniques de la neurasthénie laisse bien flous les contours de celle-ci.

Cette remarque est encore plus exacte lorsqu'on

l'applique à l'hystérie. L'hystérie en tant qu'entité morbide est une fiction, une division toute artificielle de la neuropathologie. Le terme d'hystérie désigne avant tout et surtout une réunion de symptômes morbides liés à une déchéance nerveuse plus marquée que dans la neurasthénie. Aussi l'hystérie est-elle, plus que la neurasthénie, une expression de la dégénérescence.

Les relations de l'une et de l'autre ont d'ailleurs préoccupé plusieurs auteurs. Parmi eux, Legrain (th. de Paris 1885) signale l'association fréquente de l'une avec les stigmates psychologiques les plus caractéristiques de l'autre. Joffroy discutant le rapport de M. Ballet sur les rapports de l'hystérie avec la folie conclut en disant : 1° L'hystérie est une des formes de la dégénérescence mentale ; 2° Sur les confins, l'hystérie se confond avec certaines manifestations dégénératives sans qu'il soit conforme aux faits de placer entre elles de limite précise ; 3° Il y a lieu, en clinique, de conserver l'hystérie avec son individualité et de la distinguer autant que possible des autres modalités de la dégénérescence. M. Dallemagne avait pris encore plus nettement parti en faveur de l'identité dans son livre *Dégénérés et Déséquilibrés*. A une date plus rapprochée de nous, le Dr P. Legry a défendu dans sa thèse inaugurale cette conclusion que l'hystérie est une branche, une modalité de la dégénérescence.

Il nous paraît difficile de ne pas admettre la vérité de cette doctrine et de ne pas regarder le syndrome hystérie, ou plus exactement les syndromes hystériques, comme liés à la dégénérescence, comme des stigmates de celle-ci.

Les épilepsies. — Beaucoup plus que la neurasthénie, plus que l'hystérie, les épilepsies sont étroitement liées à la dégénérescence. L'hérédité similiaire sans être rare n'est pas fréquente; l'hérédité de transformation est plus fréquente, et, en pareil cas, l'épileptique engendre un dégénéré plus taré que lui, de même que dans les familles où la dégénérescence est très accentuée, les épileptiques apparaissent nombreux.

Chez les épileptiques se rencontrent tous les stigmates que nous avons passés en revue. Des stigmates physiques, en première ligne desquels l'asymétrie (Lasègue)... des stigmates physiologiques... On rencontre dans le groupe des épileptiques presque tous les stigmates psychiques que nous aurons à étudier plus tard, telles les idées impulsives, les équivalents psychiques... et des stigmates sociologiques dont l'existence a permis à M. Lombroso d'édifier sa théorie du criminel épileptique.

Aussi les manifestations comitiales, en première ligne desquelles il faut placer les grandes crises convulsives, sont-elles d'importants stigmates de la dégénérescence.

Terrain convulsivant. — Le terrain convulsivant qu'on peut désigner encore avec M. le professeur Joffroy par le terme d'*aptitude convulsive*, représente en quelque sorte la synthèse des faits envisagée dans les pages précédentes.

Le terrain convulsivant est à envisager chez l'enfant et chez l'adulte.

La tendance convulsive de l'enfance est produite par un facteur physiologique : indépendance relative dans le premier âge des centres bulbo-spinaux non asservis aux centres modérateurs corticaux et réagissant par suite plus vivement aux excitations soit réflexes, soit directes (Moussous), et par un facteur prédisposant héréditaire qui crée chez eux la prédisposition nerveuse et pourra réaliser plus tard l'hystérie, l'épilepsie, etc. Une grande importance doit être accordée à ce facteur héréditaire qui prépare un terrain favorable sinon indispensable à l'action des causes occasionnelles des convulsions de l'enfance. Celles-ci peuvent être l'unique expression de la déchéance héréditaire qui pèse sur un homme en apparence normal et qui reste menaçante pour lui comme pour ses descendants. A ce titre, elles doivent prendre place parmi les stigmates de la dégénérescence.

Chez l'adulte, l'aptitude convulsive se révélera sous l'influence de causes qui auraient des effets tout à fait différents chez des individus normaux. Le professeur Joffroy a consacré à ce point particulier une leçon clinique où se trouvent condensées des observations que peut vérifier chaque jour quiconque s'occupe de neuropathologie.

« Ce sont, dit-il en substance, des auto-intoxications d'origine rénale, puerpérale ou autres qui

déterminent des crises convulsives, des intoxications exogènes qui entraînent des réactions convulsives de l'organisme intoxiqué, l'alcool par exemple
qui au lieu de produire l'ivresse normale, détermine
une pseudo-ivresse convulsive, une lésion cérébrale:
hémorragie, ramollissement, qui entraîne des acci-
dents épileptiformes surajoutés aux phénomènes
hémiplégiques. Certains phénomènes physiologiques
ou pathologiques, règles, variations du régime ali-
mentaire, entraînant la production de grands accès
comitiaux chez des épileptiques.

« En vertu de cette aptitude convulsive existant
chez la plupart des dégénérés, l'organisme est solli-
cité par des causes dont l'action resterait sans effets
analogues à l'égard de sujets normaux. »

Corps thyroïde. — Lorsque le corps thyroïde est
touché par l'action des multiples causes de dégénérescence acquise ou héréditaire, la déchéance de
l'organisme devient rapidement très marquée et les
symptômes qui la traduisent montrent bien l'importance qu'il faut attribuer aux perturbations appor-
tées dans le fonctionnement normal de la glande
thyroïde — malgré que l'on ait exagéré très vraisemblablement l'intervention de celle-ci dans certains états pathologiques.

Le goître dont le développement provoque des
altérations plus ou moins considérables du paren-
chyme thyroïdien entraîne parfois une véritable sup-
pression fonctionnelle de la glande sclérosée (Reynier
et Paulesco.) Assez souvent — pas toujours — il est

un stigmate de dégénérescence acquise de grande valeur, surtout dans les régions où il est endémique et où il est, comme le dit Kocher, une première étape vers le crétinisme. Dans d'autres cas, l'hypertrophie du corps thyroïde semble être le témoin d'une suractivité fonctionnelle de la glande et au fonctionnement exagéré de celle-ci semble se rattacher le syndrome « goître exophtalmique » et cette question se pose :

Le syndrome de Graves-Basedow est-il en relation avec l'état de dégénérescence ?

Très probablement, oui (87).

Chez les basedowiens, les stigmates anatomiques et psychiques de la dégénérescence sont loin d'être rares. Mais ce qui nous intéresse davantage, ce sont les renseignements fournis par l'étude de l'étiologie du goître exophtalmique.

Les antécédents héréditaires sont représentés par : prédisposition nerveuse, neurasthénie, alcoolisme... signalés dans la presque totalité des observations cliniques.

Les antécédents personnels mentionnent les convulsions de l'enfance, la chorée, l'hystérie... préexistant au goître exophtalmique èt révélant la tare héréditaire. Ils indiquent aussi une ou plusieurs causes occasionnelles banales — infection, telle que la rougeole, la scarlatine, la grippe, la dothiénentérie, la syphilis; intoxication ; secousse morale violente... — déclanchant le syndrome pathologique.

Celui-ci est donc surtout l'expression de la réaction morbide d'un organisme taré héréditairement

et dont la tare se transmettra aggravée aux enfants
du malade. C'est du moins ce que nous avons pu
constater dans un assez grand nombre de cas et il
est à désirer vivement qu'à côté des recherches
si nombreuses relatives à la maladie de Graves-
Basedow faites jusqu'ici, quelque chercheur apporte
l'étude des descendants des sujets atteints de cette
affection.

Cette question de terrain, capitale au point de vue
qui nous occupe ici, ne présume en rien de la pathogénie possible du syndrome clinique et nous pouvons dire, avec MM. Raymond et Sérieux, qu'il
importe peu que celui-ci soit mis en mouvement par
une sécrétion viciée du corps thyroïde ou par toute
autre influence causale.

Le défaut de fonctionnement ou le fonctionnement
insuffisant du corps thyroïde aboutit au myxœdème
franc; il y a une infinité de degrés qui conduisent de
l'état normal à la déchéance organique et intellec-
tuelle absolue : celle du crétin myxœdémateux. Nous
devons donc faire une place à certains états pathologiques qui sont aujourd'hui plus que jamais à
l'ordre du jour où ils ont été inscrits par M. Brissaud,
par M. Thibierge, par M. Hertoghe (d'Anvers). Il
sont rangés sous la domination d'hypothyroïdie
bénigne chronique.

L'hypothyroïdie bénigne chronique ou *myxœdème
fruste* (88) se traduit chez l'enfant par de nombreuses
manifestations dont les principales sont :

Retard dans la marche ; il n'est point rare de trou-

ver de ces enfants âgés de dix-huit mois et incapables
de se diriger seuls.

Troubles de l'évolution de la dentition. — La première dentition est tardive, la plupart des dents qui
la composent sont rapidement détruites par la carie,
celles qui résistent ne tombent que bien au delà de
la septième-neuvième année, terme normal de leur
existence. Comme la première dentition, la seconde
est très tardive, s'accomplit mal, les dents présentent
de nombreuses anomalies d'implantation, de volume,
de forme..., etc. Retard de la croissance qui devient
surtout apparent une fois passé l'âge de dix à douze
ans.

Peau sèche, fendillée, rugueuse, couverte d'égra-
tignures sur le dos et surtout sur la poitrine. Parfois
on trouve de l'ichtyose.

Organes génitaux souvent incomplets. La monor-
chidie, l'ectopie testiculaire, sont fréquentes. Très
souvent, les testicules sont appliqués contre l'anneau
inguinal à un âge où ils devraient être librement
descendus. D'autres fois, les organes semblent bien
développés, mais le pénis est long, pendant, flasque.

L'incontinence nocturne d'urine n'est pas rare.

L'intelligence de ces enfants est variable. Ils sont
très turbulents, anormalement remuants et agités.
Leur langage est rudimentaire. Ils sont malaisés à
instruire. Leur organisation cérébrale est incomplète.

Chez l'adulte, l'hypothyroïdie chronique bénigne
s'observe surtout chez la femme.

Celle-ci paraît plus âgée qu'elle ne l'est en réalité.

Elle grisonne de bonne heure. Les cheveux tombent vite, les sourcils disparaissent tôt.

Les dents molaires sont délabrées et cariées profondément. Presque toutes les malformations et anomalies dentaires peuvent être rencontrées.

Les gencives sont rouges, molles, gonflées.

La voix est un peu assourdie, voilée avec dysphonie plus ou moins marquée.

Toute une série de phénomènes douloureux : céphalées, rachialgie, névralgies, douleurs dentaires, douleurs hépatiques et de troubles génitaux, dysménorrhée, ménorrhagies, rétroflexion utérine, sont encore à signaler (d'après M. Hertoghe).

Ces caractères principaux de l'hypothyroïdie chronique bénigne indiquent quelle place il faut faire à de tels sujets dans le groupe des dégénérés. En effet, ne devient pas hypothyroïdien qui veut. L'insuffisance thyroïdienne bénigne, tout aussi bien que certaines formes de myxœdème franc, est essentiellement héréditaire. Tous les grands facteurs morbides que nous avons déjà maintes fois signalés au cours de ce mémoire comme capables d'altérer la constitution de l'organisme, la misère et l'inanition chronique la consanguinité des unions, le paludisme, les influences spécifiques *a venere*, les excès de tout genre exercent une influence déprimante sur le corps thyroïde et peuvent se traduire à la génération suivante par l'infantilisme et l'hypothyroïdie à des degrés variés.

La transition est en quelque sorte insensible entre ces formes frustes du myxœdème, formes dans lesquelles l'œdème n'existe jamais et le myxœdème proprement dit, qui est un des derniers termes de la dégénérescence.

Myxœdème et crétinisme. — Les auteurs décrivent : le myxœdème spontané de l'adulte, le myxœdème opératoire, le myxœdème congénital infantile, le myxœdème endémique. Les deux premières de ces différentes modalités cliniques n'ont pas à être envisagées ici. Elles sont presque complètement indépendantes de la dégénérescence à laquelle les deux dernières sont — au contraire — unies par les liens les plus étroits.

Le myxœdème infantile congénital et le myxœdème endémique se confondent. La terminologie différente qui leur est appliquée répond à cette seule notion de plus ou moins grande fréquence de l'affection dans la région considérée.

D'autre part, on ne discute plus guère sur l'identité du crétinisme et du myxœdème endémique. Les auteurs anglais et américains ont depuis longtemps donné au myxœdème infantile le nom de crétinisme sporadique. Ces différents noms se rapportent tous à un syndrome unique qui est un stigmate de la dégénérescence arrivée à un degré extrême, au physique comme au moral. Nous insisterons peu sur la description du crétin myxœdémateux : elle a été faite par nombre d'auteurs aux mémoires desquels les indications bibliographiques que nous donnons permettront de se rapporter facilement.

Le « Pacha de Bicêtre », le « crétin des Batignolles », les crétins observés par Feulard, par Combes, etc., en sont les prototypes. Il est facile d'en rencontrer d'autres non moins nettement caractérisés en parcourant certaines vallées de la Suisse, de la Savoie, du Dauphiné, des Pyrénées... Ce sont les types de crétins décrits par Morel, par Baillarger et dont nous-même avons rassemblé un certain nombre d'observations [Fig. 31].

Le crétin est au dernier degré de l'échelle des dégénérés du fait de l'arrêt de son développement physique et intellectuel. « Un nain plus ou moins idiot », telle est la définition qu'on en peut donner.

Physiquement, c'est le contraste entre le corps d'enfant du crétin, dont la taille à l'âge de vingt-trente ans, atteint à peine 0^{m}80, 1 mètre, 1^{m}20 et le volume de sa tête, ordinairement exagéré, parfois extrêmement réduit. Ce sont encore l'asymétrie du squelette, surtout du squelette du crâne et de la face; les rides nombreuses, profondes, précoces dans leur apparition, du front; les paupières, les oreilles, les lèvres bouffies; le nez camus aplati à la base; la distance proportionnellement considérable entre le bord interne des orbites; la bouche constamment entr'ouverte avec une langue épaisse, à demi tirée et l'écoulement à peu près continuel de bave visqueuse; une physionomie repoussante; la bouffissure des chairs par infiltration des téguments produisant un pseudo-œdème dur, résistant, généralisé à tout le corps; déformation des membres qui sont gros, courts, cylindriques, avec des extrémités épaissies (*cachexie pachydermique*, de Charcot)..

A la tête, au tronc, aux membres, tous les stigmates anatomiques de la dégénérescence peuvent être retrouvés par l'examen d'un groupe de quelques crétins. Les stigmates physiologiques peuvent aussi être au maximum chez de tels sujets et c'est alors le gâtisme complet. A un degré moindre s'observent : une indolence, une torpeur physique profonde, de la diminution de la sensibilité générale et spéciale, des troubles de la motilité représentés par une grande difficulté de la marche et une répugnance extrême pour le moindre mouvement ; une voix rauque et monotone, avec parole lente, pâteuse, parfois même absence de langage qui est remplacé par de simples grognements, l'abaissement de la température du corps ; température rectale : 36° à 35° ; le défaut de développement sexuel, l'absence de puberté, le crétin restant toute sa vie un infantile...

En un mot, ce sont, exagérées, poussées à un degré excessif, les manifestations pathologiques dont nous avons signalé l'ébauche dans l'hypothyroïdie bénigne.

Nous n'insistons pas sur les stigmates psychologiques qui peuvent être au maximum également. Le crétin vrai représente le degré extrême de l'idiotie, que traduit bien sa physionomie stupide, son air hébété. Seuls les demi-crétins appelés encore crétineux, possèdent une intelligence rudimentaire,

Inaptitude à la vie. — Les derniers termes de la dégénérescence se résument dans l'inaptitude à la vie des dégénérés.

Ils sont — suivant leur état — moins aptes ou complètement inaptes à procréer, donc infécondité entraînant l'extinction de la race dégénérée.

Quand l'infécondité n'est pas réalisée, on note :

Multiléthalité des descendants par suite de leur adaptation défectueuse au milieu extérieur ;

Polyléthalité aux premiers âges de la vie qui traduit cette inadaptation à un degré plus accentué ;

Mortalité fœtale qui révèle, par la fréquence des avortements, l'inadaptation à la vie intra-utérine de l'embryon qui succombe dès les premiers mois de son existence.

CHAPITRE IV

Les pseudo-stigmates anatomiques et physiologiques de la criminalité.

Ce chapitre est une simple énumération des principaux stigmates de la criminalité, faite d'après les seuls ouvrages de Lombroso (90) et des auteurs italiens.

Au point de vue anatomique, nous avons — comme dans l'étude des stigmates de la dégénérescence — éliminé les caractères qui ne peuvent pas être constatés sur le sujet vivant. Par exemple : anomalies cérébrales, malformations squelettiques décelables seulement après autopsie... C'est dire que nous passons sous silence ce qu'on pourrait appeler les *stigmates histologiques* (?) de la criminalité, telles les soi-disant malformations des couches de l'écorce grise cérébrale et des cellules pyramidales qu'auraient constatées Lombroso et un ou deux de ses élèves sur des coupes de circonvolutions de cerveaux de criminels, parmi lesquels le cerveau de Vacher (Vacher l'éventreur).

Au point de vue physiologique, nous nous sommes

borné à l'indication de quelques caractères relevés assez fréquemment chez les criminels — encore que le degré de fréquence de ces caractères soit, même aujourd'hui, très mal établi chez les normaux.

Si courte soit cette énumération, elle sera, pensons-nous, suffisante pour établir l'analogie grande, sinon l'identité absolue, des stigmates de la dégénérescence et des stigmates de la criminalité; suffisante aussi pour justifier cette formule de M. le professeur Lacassagne : Parmi les individus ayant commis des actes délictueux, les uns sont des criminels, d'autres sont des malades qui ne méritent pas l'épithète de criminels et ce sont les caractères de ces malades, de ces dégénérés que Lombroso et ses élèves ont surtout étudiés (*).

Asymétrie cranienne. — « La plagiocéphalie ou asymétrie du crâne — dit Lombroso — est un des caractères les plus éclatants chez les criminels ; malheureusement si on voulait en établir les vraies proportions, on risquerait de se tromper en se livrant à des impressions personnelles presque subjectives. C'est ainsi que nous voyons Bordier la calculer 37 p. 100; Lenhossek, 12 p. 100; tandis que moi j'ai trouvé :

(*) Cf. « Parmi les individus poursuivis comme criminels il existe un nombre considérable de dégénérés et de déséquilibrés à côté des délirants proprement dits... Nous refusons de les qualifier de l'épithète de « criminels ». Ils rentrent dans le domaine de la psychiatrie. L'École italienne a étudié avec méthode ces individus à impulsions morbides. (A. LACASSAGNE et MARTIN. *Rapport au V⁰ Congrès d'Anthr. crim.*, Amsterdam, 1901.)

42 p. 100 pour les criminels.

21 — pour les criminelles.

20 — pour les normaux.

E. Ferri indique la proportion :

6 à 11 p. 100 chez les délinquants.

2 à 6 — chez les soldats.

Volume du crâne et capacité cranienne. — La capacité moyenne du crâne des voleurs et des assassins serait inférieure à celle des normaux — (Lombroso (96) ; Ferri (97)... — Cette différence de capacité est de quelques centimètres cubes. Elle est contestable et a été contestée (Bordier, Manouvrier...) lorsqu'il s'agissait du cubage de crânes squelettiques. Elle n'a plus aucune valeur si on veut l'appliquer aux sujets vivants chez lesquels les résultats des différentes méthodes d'évaluation de cette capacité par la mensuration de la tête sont purement approximatifs.

Indice céphalique. — L'indice céphalique des criminels subit généralement l'influence régionale en l'exagérant : brachycéphalie exagérée dans le Piémont — 44 sur 55, — dolichocéphalie dans la Sicile, dans la Sardaigne et la Calabre — 33 sur 39 — Lombroso (90) ; Ferri (99).

Mâchoire inférieure. — On note le développement exagéré de la mandibule en poids (squelette) en largeur et en hauteur, appréciables dans une certaine mesure sur le vivant.

Lombroso donne les chiffres suivants :

	Poids de la mandibule	Diamètre mandibulaire
Criminels . . .	84 gr.	104,9
Normaux . . .	80 gr.	98,2

Ce sont des différences trop faibles pour se traduire d'une façon appréciable sur le vivant (100).

L'apophyse lémurienne, constatable sur le vivant, existerait chez 11,8 p. 100 des délinquants. Rossi, Penta, Carrara.... (101).

Prognathisme. — La prognathisme existerait assez souvent chez les criminels et serait plus marqué chez les violateurs. La simple projection en avant des dents de la mandibule a été trouvée chez :

38 p. 100 des hommes criminels et 28 p. 100 des hommes normaux ;

21 p. 100 des femmes criminelles et 10,3 p. 100 des femmes normales (102).

Front fuyant, noté par Marro chez 4 p. 100 des normaux et 28 à 33 p. 100 des criminels.

Bosses frontales plus dévelopées chez les criminels.

La *crête frontale* plus développée et plus proéminente chez 30 à 40 p. 100 des criminels et 17 p. 100 des normaux. Tenchini (103).

Une autre proportion de 47 p. 100 des criminels et 16 p. 100 des normaux a été indiquée par Mingazzini.

Asymétrie faciale constatée chez 37,3 des épileptiques, 13,2 des criminels, 5,3 de normaux p. 100.

Œil. — Bi-chromatisme de l'iris noté chez 0,30 des scélérats et chez 0,01 des normaux, par Ottolenghi et Lombroso.

Pour ce dernier, l'iris bleu serait plus fréquent chez les piémontais escrocs et violateurs.

Oreille. — Pour Rossi, les oreilles en anse seraient dans la proportion de 8 p. 100 des normaux et de 18 p. 100 des délinquants ; les oreilles sessiles avec lobule adhérent dans la proportion de 2,9 p. 100.

La présence du tubercule de Darwin, les oreilles dites *oreille de Widermuth* et *oreille de Morel* se rencontreraient également plus fréquemment chez les scélérats. Gradenigo (104) a trouvé les proportions suivantes :

	POUR CENT		
	Criminels	Honnêtes	
		Hommes	Femmes
Pavillons réguliers . .	29,2	50,5	62
Lobules adhérents . .	25	28	22
Oreilles en anse. . . .	24	12,16	6
Oreilles Wildermuth .	18	6,2	9,12

avec anomalies plus nombreuses à droite chez les criminels.

Lombroso a observé l'oreille en anse chez 38,7 p. 100 des délinquants et 20 p. 100 des normaux.

Marro indique seulement la proportion de 7,8 p. 100 chez les criminels.

Nez. — Ottolenghi a noté une proportion double d'anomalies du nez — déformation de l'ouverture du nez, asymétrie des fosses nasales, déviation de la cloison.... — chez les scélérats par rapport aux normaux. Le même auteur indique comme très fréquent chez les violateurs le nez écrasé et dévié (50 p. 100 environ) (106).

Bouche. — L'absence fréquente de la troisième molaire, le volume exagéré présenté par les dents canines, la vulnérabilité dentaire entraînant par carie la destruction rapide des dents... telles sont les principales particularités à signaler dans la bouche des délinquants (Carrara, Moltèse) (107).

Barbe. — La barbe plaide en faveur de celui qui en est pourvu : d'après Lombroso 23 p. des criminels seraient imberbes ; d'après Marro, la proportion est encore plus élevée puisque 395 criminels lui ont donné 56 p. 100 d'imberbes et 63 normaux, 2 p. 100 seulement.

Rides. — Les rides apparaissent d'une façon remarquablement précoce chez les criminels, elles se montrent particulièrement profondes et nombreuses. Rides horizontales du front, ride zygomatiqué — « ride du vice.» (Lombroso), située au milieu de chaque joue — sont les plus caractéristiques (109).

Ottolenghi (110) a résumé ses recherches sur ce point par le tableau suivant : .

	POUR CENT			
	Avant 25 ans		Entre 25 et 50 ans	
	Normaux	Criminels	Normaux	Criminels
Rides du front	7,1	34	62	86
— naso-labiale. . .	22	69	62	78
— zygomatique . .	0	16	18	83

Peau. — La peau serait plus colorée chez les délinquants pour Lombroso. Pour Marro, les criminels loin d'avoir des téguments plus foncés que les normaux, présenteraient, au contraire, une teinte plus claire et une grande pâleur de la peau.

Si de la tête nous passons au tronc et aux membres, il convient de noter :

Taille, envergure. — Les notions relatives à la taille et à l'envergure considérées chez les criminels sont très incertaines, parce que contradictoires.

Les auteurs italiens auraient grande tendance à regarder la taille comme exagérée dans le sens du type régional chez les criminels, c'est-à-dire tantôt supérieure à la moyenne (Vénétie, Lucques), tantôt inférieure à la moyenne (Sardaigne, Émilie) et la grande envergure comme étant notablement plus grande chez les criminels. Les auteurs allemands apportent d'imposantes statistiques dont les résul-

tats sont totalement opposés à ceux de l'École
italienne (Knecht, Baer, Naeke...).

Thorax. — Brancaleone-Ribaudo (111) étudiant
au point de vue anthropologique les soldats délinquants, constate que le *thorax*, régulier chez la
plupart des honnêtes, est *asymétrique* chez les
soldats délinquants dans la proportion véritablement
énorme de 43 p. 100.

Carrara signale le **thorax en entonnoir** chez
2 p. 100 à 4 p. 100 des criminels (112).

La **gynécomastie** se présente dans la proportion
de 2,2 p. 100 chez les criminels (Carrara).

Abdomen. — La hernie inguinale se rencon-
trerait chez 20 p. 100 des délinquants (Lombroso.)

Mains. — Nous n'insisterons pas sur les modifications de la main : allongement, raccourcissement,
défaut de proportion des doigts, modification des
lignes de la main, asymétrie des crêtes papillaires, etc.

Leur valeur chez les normaux eux-mêmes est loin
d'être établie (113). La disposition des *crêtes papillaires* varie pour ainsi dire avec chaque individu et
se trouve utilisée comme signe d'identification judi-
ciaire d'une réelle valeur. Les *ongles* ont de fréquentes anomalies chez les criminels-nés, comme
chez les aliénés (Trèves) (113 bis).

Le *mancinisme anatomique* mérite plus de considération, encore que son étude soit à faire chez les

normaux et chez les anormaux non criminels. On désigne ainsi — dans les travaux italiens — la prévalence en longueur de la main, du doigt médius ou du pied pour la partie gauche du corps -— gaucherie anatomique à laquelle ne correspond pas toujours une gaucherie fonctionnelle.

Ottolenghi (114) donne les indications suivantes :

	POUR CENT			
	Main droite plus forte	Main gauche plus forte	Index droit plus long	Index gauche plus long
Normaux . . .	14	11	16	15
Criminels . . .	5	25	10	27

Rossi dans une étude portant sur une centaine de criminels et publiée dans l'*Archivio di Psichiatria :*

Pied droit plus long . . . . . 30 p. 100
Pied gauche plus long . . . . 58 —
Deux pieds égaux . . . . . . 12 —

Pieds. — Le *pied plat* est fréquent chez les délinquants (17 p. 100, Carrara) (115). Le *pied préhensible* n'est pas rare non plus et il apparaît de 20 à 30 p. 100 environ plus fréquent chez ceux-ci que chez les normaux (Ottolenghi et Carrara) (116).

Les **anomalies fonctionnelles** observées chez les criminels sont encore plus incertaines que les anomalies anatomiques. Celles signalées par Lombroso et ses élèves sont pourtant nombreuses.

La **sensibilité** apparaît modifiée dans tous ses modes.

La *sensibilité générale* serait très diminuée chez les meurtriers et les voleurs, exquise au contraire chez les escrocs (Lombroso, Marro, Rossi).

L'*algométrie électrique* mesurée avec le chariot de Du Bois-Reymond donne des résultats à peu près semblables aux précédents.

La *sensibilité tactile* est obtuse chez les meurtriers.

La *sensibilité à l'aimant* est plus vive chez les délinquants que chez les personnes honnêtes, Lombroso la note chez 48 p. 100 des délinquants et chez 28 p. 100 seulement des étudiants.

La *sensibilité sensorielle* est modifiée comme suit chez les scélérats :

Vue. — *Acuité visuelle* plus aigüe que chez les honnêtes gens (Lombroso, de Bono).

Champ visuel, très limité, irrégulier, à scotôme périphérique plus ou moins large, à contours sinueux (Ottolenghi, Parisotti...)

La *sensibilité chromatique* moins développée, bien que la *daltonisme proprement dit*, indiqué par Bono comme fréquent chez les délinquants n'ait été trouvé que très rarement chez ceux-ci par Lombroso et Ottolenghi (117).

L'ouïe est généralement obtuse chez les criminels (Gradenigo, Venturi, Roncoroni (118).

Olfaction. — L'olfaction a une acuité moindre, quelquefois même l'anosmie est complète (119).

Quant au **goût**, il est habituellement très émoussé (Ottolenghi) (120).

Les **réflexes vaso-moteurs** ont été l'objet de recherches chez les criminels de la part de Lombroso et de Rossi. Leur absence — alors qu'ils étaient recherchés par l'inhalation d'une goutte de nitrite d'amyle — a été notée chez 28 p. 100 (121).

Les **réflexes cutanés** sont très diminués sinon complètement effacés chez la majorité des criminels. De plus ils diminuent avec l'âge plus rapidement chez les criminels que chez les normaux (Mlle D^r. Gina Lombroso).

La **gaucherie** est fréquente chez les scélérats. Lombroso donne les chiffres suivants :

Hommes criminels	14,3 p. 100
Hommes non criminels . . .	5,8 —
Femmes criminelles. . . .	22,7 p. 100
Femmes non criminelles. .	4.3 —

Marro a fait des constatations analogues.

Nous terminerons cette brève énumération en indiquant le **tatouage**, auquel Lombroso attache une grande importance dans l'étude de l'homme criminel. Il relie la fréquence indiscutable des tatouages observés dans le monde des prisons et des bagnes à la perception moindre des sensations douloureuses, à cette analgésie qu'il regarde comme un des principaux caractères du criminel-né.

Les longues et importantes études que M. le professeur Lacassagne a faites du tatouage ne confirment pas cette opinion de Lombroso.

Le tatouage est loin d'être une partie de plaisir, même chez les individus ayant de l'hypoesthésie cutanée. Les nombreux tatoués que nous avons eu l'occasion d'interroger ont été presqu'unanimes sur ce point : ils ont beaucoup souffert pendant qu'on les tatouait.

Le tatouage est généralement une affaire d'imitation. « On m'a monté le cou (sic), j'étais perdu au fond de l'Algérie n'ayant rien à f.... et je voulais montrer à « ma petite » que je n'avais pas cessé de penser à elle », nous disait un soldat des bataillons d'Afrique venu échouer à Lyon, miné par le paludisme, et dont la poitrine était couverte de cœurs flamboyants, de pensées et du nom de « Mariette ».

Il indiquait les vraies raisons de la fréquence du tatouage chez les individus des bas-fonds sociaux, des bagnes, des prisons, des pénitenciers, des bataillons d'Afrique, chez les marins, etc. : l'imitation, les conseils intéressés de l'artiste tatoueur, l'oisiveté et parfois un certain degré de sentimentalisme.

Le tatouage des Européens n'a que de vagues et lointains rapports avec les tatouages des peuplades sauvages et on ne saurait lui reconnaître ni les mêmes causes, ni la même signification.

Pour résumer en quelques mots le plan suivant lequel nous avons groupé les pages qui précèdent, nous en donnerons les conclusions suivantes :

I. La dégénérescence est un état héréditaire de moindre perfection physique et morale, de déchéance de l'être tout entier tendant à la stérilité et à l'extinction rapide de l'individu dégénéré et de ses descendants.

II. La dégénérescence mentale (ou morale) représente seulement une partie du domaine de la dégénérescence.

III. La dégénérescence est révélée par des stigmates anatomiques, physiologiques, psychologiques, sociologiques.

IV. Il y a identité entre les stigmates anatomiques et physiologiques de la dégénérescence et les pseudo-stigmates anatomiques et physiologiques de la criminalité décrite par Lombroso et quelques autres auteurs italiens.

INDEX BIBLIOGRAPHIQUE

Les indications bibliographiques qui suivent ne représentent qu'une minime partie de celles afférentes au sujet traité. Nous avons transcrit ici seulement celles qui nous ont paru les plus utiles. En se reportant aux travaux indiqués et en relevant les indications renfermées dans ceux-ci, il sera facile de faire rapidement une bibliographie suffisamment complète de tel ou tel point particulier.

0. — **Morselli**. Manuale di Semejotica delle malattie mentali, Milano, 1885. — **Sergi**. Le degenerazioni umane, Milano, 1889. — **Meyer**. American journal of insanity, 1896. — **Giuffrida-Ruggeri** (V.). Sulla dignita morfologica dei segni detti « Degenerativi », Atti della Società romana di Antropologia, IV, fasc., II et III, 1896-1897. - - **Krauss**. The stigmata of degeneration, American Journal of insanity, I, 1898. — **Channing**. Stigmata of degeneration, American journal of insanity. 1900, LVI, p. 615-624. — **Lesbre** (F. X.). Cours de tératologie, professé à l'École nationale vétérinaire de Lyon, 1900. — **Talbot**. Degeneracy, its causes, signs and results, London, Scott, 372 p., 1900. — **Mœbius**. Ueber Entartung, Wiesbaden. Bergmann, 1900. — **Everts**. Dégénérescence, The american journal of insanity, p 117-125, 1900. — **Vaschide** (N.). et **Vurpas** (Cl.). Qu'est-ce qu'un dégénéré? Archives d'anthropologie criminelle, 15 août 1902, p. 478.

1. - **Fournier** (E.) Les stigmates dystrophiques de l'hérédo-syphilis, th. de Paris, 1898-1899, Rueff, édit. — **Fournier et Lemonnier**. Hérérédité syphilitique de la deuxième génération, Acad. de méd. de Paris, juillet 1900 — **Jullien** (L.). Hérédo-syphilis. Descendance des hérédo-syphilitique, Paris, 1900.

3. — **Legrain**. Hérédité et alcoolisme, Paris, 1889. —**Leter**. De l'alcoolisme considéré comme cause de dégénérescence, th. de Paris, juillet 1892.

6. — **Ceni**. Influence du sang des pellagreux sur le développement embryonnaire, Rivista sper. di frenatria 1898. — **Babes und Sion**. Die Pellagra, Encycl. Nothnagel Wien, 1901. — **Antonini**. Sui caratteri degenerativi dei figli di pellagrosi e sulla pellagra ereditatria. Stigmates de dégénérescence chez les enfants des pellagreux et sur la pellagre héréditaire, Gazzetta medica di Torino, 26 juin et 7 juillet 1902. — **Antonini**. La pellagre : storia, etiologia, patogenesie profilassi, Milano, Hœpli, p. 16-166, 1902.

7. — **Duchein** (Pierre). De l'érysipèle pendant la grossesse et de son influence sur le produit de la conception, th. de Bordeaux, 75 p., 1895-1896, n° 7.

8. — **Talbot** (E.-S.). Toxic agents and degeneracy, *Quaterly Journal of Inebriety*, 1899, XXI. p. 10-21. — **Roque**. Des dégénérescences héréditaires produites par l'intoxication saturnine lente, th. de Paris, 1873. — **Goodruff**. Some thoughts relative to the etiology of degeneration, *Americain Journal of Insanity*, 1900, LVII, p. 205-219. — **d'Albundo** (G.). Intoxications et infections dans les maladies mentales et les névropathies, *Presse méd.*, 5 novembre 1900, 14 col.

9. — **Devay**. Du danger des mariages consanguins, Paris, 1862. — **Regnault** (F.). De la consanguinité au point de vue médical. Revue générale, *Gazette des hôpitaux*, 2 sept. 1893. — **Laurent**. Mariages consanguins et dégénérescence, 1895. — **Bateman**. Intempérance, mariages consanguins et surmenage intellectuel considérés comme facteurs dans la production des maladies nerveuses et de la dégénérescence de la race, *Alienist and Neurologist*, 1897, avril, vol. XVIII, p. 122. — **Gillet**. Contribution à l'étude du rôle de la consanguinité dans l'étiologie de l'épilepsie, de l'hystérie, de l'idiotie et de l'imbécillité, th. de méd., Paris, 1900-1901, 56 p. — **Capitan** (L.). Contribution à l'étude de l'influence physique et morale du milieu social sur les sujets atteints d'arrêts de développement, *Revue mens. de l'École d'anthropologie de Paris*, 1893.

10. — **Carton**. Du rachitisme intra-utérin, th. de Paris, 1892-1893. — **Abbott** (F.-C.). Intra-uterine rickets (rachitisme intra-utérin), *Brit. Med. Journ.*, 7 sept. 1901.

11. — **Morel**. Traité des dégénérescences physiques, intellectuelles et morales de l'espèce humaine, Paris, Baillière, 1857.

12. — **Legrain**. De la dégénérescence de l'espèce humaine, *Ann. de la policl. de Paris*, mars 1892. — **Magnan et Legrain**. Les dégénérés, Paris, 1895.

13. — **Féré** (Ch.). La famille névropathique, *Archives de neurol.*, VII, 1884; La famille névropathique, Paris, 1894.

14. — **Garnier** (S.) et **Saintenoise** (A.). Note sur un cas d'hérédité régressive, *Arch. de neurol.*, 1899, p. 129.

15 — **Mayet** (L.). Les stigmates anatomiques de la dégénérescence. Revue générale. *Gazette des Hôpitaux*, janvier 1901.

16. — **Joffroy** (A.). De l'aptitude convulsive. Leçon clinique in *Gaz. hebd. de méd. et de chirurgie*, 11 février 1900.

17. — **Buringh-Bockhoudt** (H.). De indeeling der psychische Degeneratieckents, *Psych. en Neurol. Bladen*, Amsterdam, 1898.

18. — **Dallemagne** (J.). Dégénérés et déséquilibrés, Bruxelles, 1895 ; Dégénérescence et criminalité, rapport au IV° Congrès d'anthr. crimin., Genève, 1896.

19. — **Raymond** (P.) et **Janet** (P.). Malformation des mains en pince de homard et asymétrie du corps chez une épileptique, *Nouv. Iconogr. de la Salpêtrière*, X, 1897, p. 268.

20. — **Zuccarelli** (A.). Anomalie craniche come contributo all importanza dei caratteri degenerativi somatici, *Rivista sperimentale di frenatria*, XXVII, 15 avril 1901, p. 325.

21. — Cf. **Topinard**. Des déformations artificielles du crâne, *Rev. d'anthropol.*, 1879, p. 497-506 ; *Éléments d'anthropologie générale*, Paris, 1885. p. 739-755. — **Delisle** (F.). Des déformations artificielles du crâne, th. de Paris, 1888; — *Ibid.*, Les déformations artificielles du crâne, *Bull. Soc. d'anthropologie de Paris*, 1902, n° 2, p. 111-167 (avec une carte). — **Le Floch** (F.). Contribution à l'étude des déformations artificielles du crâne et en particulier de la

déformation oblique ovalaire par propulsion uni-latérale, th. de Bordeaux, déc. 1892, n° 34. — **Ambialet**. La déformation artificielle de la tête dans la région toulousaine, th. de Toulouse, 1892.

22. — **Vogt** (C.). Mémoire sur les microcéphales, Genève 1867. — **Lombroso**. Studi clinici e antropometrici sulla microcefalia e sul cretinismo, Bologne 1873. — **Montanet** (L.). Étude anatomique du crâne chez les microcéphales, th. de Paris, 1874. — **Alby** Ueber das Verhaeltniss der Microcephalie und Atavismus, Stuttgard 1878. — **Tamburini**. Un caso di microcefalia. *Rivista sper. di frenatria*, 1840. — **Baistrocchi**. Un idiota microcefalo. *Ibid.*, 1880 — **Ducatte** (Edmond). La microcéphalie au point de vue de l'atavisme, th. de Paris, août 1888. — **Audry** (de Lyon). Les porencéphalies, *Revue de médecine*, 1888, p. 462. — **Guibert**. Évolution mentale et microcéphalie, *Bull. Soc. d'anthropologie de Paris*, 1892, p. 710. — **Bourneville**. Du traitement chirurgical et médico-pédagogique des enfants idiots et arriérés, *Progrès méd.*, 1893, p. 465. — **Mingazzini**. Contributo allo cranologia degli alienati, *Atti della Soc. Romana d'antrop.*, I, 1893, p. 116. — **Humphry** (G.). Notes on the microcephalic on idiot skull., *Journ. of anat. and psych.*, 1895. — **Laborde** (J.-V.). La microcéphalie vraie et la descendance de l'homme, *Revue mens. de l'École d'anthropologie*, 1895. — **Pfleger** et **Pilcz**. Zur Lehre von der Mikrocephalie, 1897. — **Funaioli** (P.). Contributo allo studio della microcephalia pure, Siena 1898. — **Ceni** (C.) Un caso di microcefalia, *Riv. sper. di frenatria*, 15 avril 1901, p. 283. — **Bourneville**. Recherches sur l'idiotie, C.-R. de 1900, p 81, p. 116. — Cf. aussi *Bull. de la Soc. d'anthropol. de Paris*, 1864-1879, et *Rev. d'anthropol.*, 1872-1879.

23. — **Delisle**. Les macrocéphales, *Bull. Soc. d'anthropologie de Paris*, janvier 1902, p. 26-35.

24. — *Traités de pathologie infantile*. — **Vinsonneau**. Anatomie pathologique de l'hydrocéphalie chronique, th. de Paris, 1873. — **Bourneville** et **Noir**. Quelques formes de l'hydrocéphalie, Congrès des alién. et neurol , La Rochelle 1893. — **Sanné** (O.). Art. hydrocéphalie in *Dict. encycl. des Sc. méd*.

25. — **Morselli** et **Tamburini**. Degenerazioni fisiche e morali nell. uomo, *Rivista sperimentale di frenetria*, 1875. — **Topinard**. Sur la plagiocéphalie, *Bull. de la Soc. d'anthropol. de Paris*, 1876, p. 442. — **Mancuvrier**. Étude craniométrique sur la plagiocéphalie, *Ibid.*, 7 juin 1883, p. 526. — **Sommer**. Beitrag zur Kenntiss der criminal-Irren, Berlin 1883. — **Fraenkel** Etwas über Schœdel-Assymetrien und Stirnaht, *Neurol. Centralblatt*, 1888. — **Roscioli**. Le assimetrie fronto-facciali nei pazzi. *Il Manicomio*, 1889, p. 27. — **Tietz** (F.). La simmetria del cranio negli alienati, *Rivista veneta di scienze mediche, Venezia*, XVII° année, 15 ottobre 1900, p. 289. — **Amadei**. Caratteri degenerativi del cranio umano, *Archivio du Psichatria*, XII, p. 305.

26. — **Lombroso**. *L'Uomo delinquente*, Torino 1884, p. 161. — **De Bono** (F.-P.) et **Dotto** (G.). L'occhio degli epilettici, *Arch. di ottalmol.*, I, Palermo 1894. — Cf. **Debierre**, *Loc. cit.*, p. 73-79. — **Teissier** (J.). Valeur diagnostique de l'indice céphalique, *Bull. de la Soc. d'anthropol. de Lyon*, 1892 et 1877. — **Mayet** (Lucien). L'indice céphalique des épileptiques, *Lyon méd.*, oct. 1899, p. 81-101.

27. — **Zuckerkandl**. Sur les crânes oxycéphales et acrocéphales, *Mittheilungen der anthropologischen Gesellschaft*, Wien., IV, 6 juillet 1874. — **Hanotte**. Anatomie pathologique de l'oxycéphalie, th. de Paris, nov. 1898. — **Atgier**. Observation d'oxycéphalie sur le vivant. *Soc. d'anthropologie de Paris*, 1901, II, p. 95. — **Blasio**. Cranio piramoïde in una epilettica, *Rivista mensile die Psichiatria forense, Antropologia*

criminale e Scienze affini, Napoli, IV, n° 5, mai 1901, p. 167. — **Placzek** (J.). Die Skelet-Entwickelung der Idioten. Le développement du squelette des idiots, *Zeitschr. f. Etnologie.*, Berlin, 1901, IV, p. 335.

28. — **Welker** (H.). Untersuchungen über Wachstum und Bau des menschlichen Schaedels.. 24 scaphocephalen, Leipzig, 1862. — **Næcke**-Verbrechen und Wahsinn beim Weibe, 1894. — **Turner**. On crania. deformities and more especially on the Scaphocephalic Skulls, *The natural history Review*, janv. 1864. — **Broca**. Cràne scaphocephale d'une négresse du Sénégal, *Bull. de la Soc. d'anthropol. de Paris*, mai 1874. p. 349-358. — **Hamy** (E.-T.). Genèse de la scaphocéphalie, *Bull. de la Soc. d'anthropol. de Paris*, décembre 1874, p. 836-854. — **Mathouillet**. Etude sur la scaphocéphalie, th. de Paris, avril 1880. — **Mingazzini**. Osservazioni intorno alla Scafocefalia, *Bull. della. R. Accad. med. di Roma*, 1891, p. 272. — **Atgier**. Observation de scaphocéphalie, *Bull. Soc. d'anthropol. de Paris*, 1901, II, p. 143.

29. — **Bourneville** et **Paul-Boncour** (G.). Considérations sur la morphologie cranienne, *Bull. Soc. d'anthr. de Paris*, janvier 1902. — **Papillault**. *Id.*, 1901.

30. — **Fournier** (E.). Les stigmates dystrophiques de l'hérédo-syphilis, th. de Paris, 1898.

31. — **Lasègue**. Epilepsie par malformation du crâne. *Archiv. de méd.*, 1877; *Ann. méd.-psychol.*, 1877; *Etudes médicales*, I, 1884, p. 875. — **Vielle**. Th. de Paris, 1878. — **Garel** (J.). Recherches cliniques et statistiques sur la valeur de l'asymétrie faciale..., *Lyon méd.*, janv. 1878. — **Hesse**. Uber Gesichtsasymetrie, *Archiv. f. Anatomie*, 1887, p. 118. — **Féré** (Ch.) Les épilepsies et les épileptiques, Paris, 1890, — **Voisin** (J.). L'épilepsie, Paris, 1898. — **Pautet** (G.) De l'hémimimie faciale d'origine otique, th. de Lyon, avril 1900.

32. — **Albrecht**. *Actes du I*er *Congrès d'anthrop. crimin.*. Rome, 1885, p. 106. — **Féré** (Ch.). Fréquence de l'apophyse lémurienne chez les épileptiques, *C. R. de la Soc. de biol.*, Paris, 1888, p. 739.

33. — **Ranke**. Ueber eine Gesitzmæssige Beziehungen zwischen Schædelgrund, Gehirn und Gesichtschædel, *Beitrage zur Anthropologie*, 1892, X.

34. — **Manouvrier**. Recherches d'anatomie comparative sur le maxillaire inférieure, th. de Paris, 1882. — **Marro** (Cf.). I caratteri dei delinquenti. Torino. 1887. — **Kurella**. Naturgeschichte des Verbrechers, Stuttgard. 1893. — **Lombroso**. L'homme criminel, 2ᵉ éd. franc., Paris, 1895. — **Camuset**. De l'absence du chevauchement habituel de la partie antérieure des arcades dentaires comme stigmate de dégénérescence, *Annales médico-psych.*, 1894, LII, n° 3. — **Giuffrida-Ruggeri**. Intorno all'accavallamento delle arcato dentarie, *Rivista sper. di Frenatria*, 1897, I.

35. — **Bourneville**. Mémoire sur la condition de la bouche des idiots, *Journ. des connais. méd.*, 1883. — **Sollier** (Mᵐᵉ Alice). De l'état de la dentition chez les enfants idiots et arriérés, th. de Paris, oct. 1887. **Merciolle** (M.) De la dentition dans les questions d'identité, th. de Lyon, 1891. — **Dumur**. Th. de Lyon, 1891. — **Boody** (G.) La mâchoire des dégénérés, *Amer. Journ. of insanity*, oct. 1896. — **Chompret** La dent d'Hutchinson, *Revue de stomatologie*, juin 1899, p 57. — **Fournier**. La dent d'Hutchinson. Leçon clinique, rés. in *Revue intern. de med. et de chir.*, 1900. — **Robin**. Th. de Paris, 1900-1901. — **Galippe**. Etude sur l'hérédité des anomalies des maxillaires et des dents, *Revue de médecine*, 1901; l'hérédité des stigmates dystrophiques maxillo-dentaires (hérédité similaire, hérédité dissemblable) Académie de médecine, 23 juillet 1901.

36. — **Morel**. *Loc. cit.*. 1857. — **Féré** (Ch.) et **Seglas**. Contribution à l'étude de quelques variétés morphologiques du pavillon de l'oreille

humaine, *Rev. d'anthropol.*, 1886, p. 226. — **Wildermuth**. Ueber Degenerations-Zeichen bei Epileptischen und Idioten, *Centralblatt f. Nervenheilk.*, 1er mars 1887. — **Lannois** (M.). De l'oreille au point de vue anthropologique et médico-légal, *Arch. d'anthropol. crimin.*, II, 1887, p. 339. — **Frigerio** (L.). L'oreille externe, *Ibid.*, 1888, III, p. 438-481. — **Julia** (J.). De l'oreille au point de vue anthropologique et médico-légal, th. de Lyon, déc. 1888. — **Jullien**. De l'oreille au point de vue médico-légal, th. Lille, 1888. — **Binder**. Das Morel'sche Ohr, *Arch. f. Psych. und Nervenkr.*, XX, 1889, p. 514. — **Gradenigo**. Das Ohr des Verbrechen, Wien, 1889. — **Gradenigo**. Significato antr. dell, anomalie nel paviglione dell'orecchio, *Arch. di psic.*, 1891. — **Karutz**. La forme des oreilles comme signe de dégénérescence, *Zeitsch. f. Ohr.* XXX, p. 4. — **Pailhas**. Du pavillon de l'oreille, *C. R. IVe Congrès d'anthropol. crimin.*, Genève, 1896, p. 211. **Talbot**. The degenerate ear, *The Journ. of the Américan Assoc.*, 11 et 18 juin 1898. — **Warda** Degenerative Ohrformen, *Archiv f. Psychiatrie*, XXXII, 1899. — **Klieneberger**. Une anomalie de l'oreille externe, *Neurol. Centrablt.* 1er juillet, 1900. — **Worolieff** (W.). Stigmates physiques des dégénérés, *Soc de neurol. et de psych. de Moscou*, 22 janv. 1899. — **Lucas** Le pavillon de l'oreille; valeur de ses anomalies comme stigmates de dégénérescence, th. de Bordeaux, 1900, 'p. 64.

37. — **Féré** (Ch.). La famille névropathique, p. 264 267. **Pichon**. De l'épilepsie et de ses rapports avec les fonctions visuelles, th. de Paris, 1885. — **Féré** (Ch.). De l'asymétrie chromatique de l'iris considéré comme stigmate névropathique, *Progrès méd.*, 1886, p. 802. — **Nicolin**. Du colobome congénital des paupières, Th. de Lyon, août 1886. — **Féré** (Ch.) et **Vignes** (L.). Note sur la fréquence de l'astigmatisme chez les épileptiques, *C. R. de la Soc. de biol.*, 1888, p. 778. — **De Bono** (F.-P.) et **Dotto** (G.). *L'occhio degli epilettici* Voy. n° 26. — **Antonelli**. Les stigmates ophtalmoscopiques rudimentaires de la syphilis héréditaire, th. de Paris, 1897.

38 — **Charon**. Contribution à l'étude des anomalies de la voûte palatine dans leurs rapports avec la dégénérescence, th. de Paris, 1890-1891. — **Baroncelli**. De la voûte palatine et des mâchoires, th. de Lyon, juillet 1901.

39. — **Landois** (E.). Des déviations du rachis dans leurs rapports avec les névropathies héréditaires, th. de Paris, 1889. — **Féré**. La queue des satyres et la queue des faunes, *Nouv. Iconogr. de la Salpêtrière*, 1890, p. 45 ; Une anomalie du coccyx chez un épileptique, *Nouv. Iconogr. de la Salpêtrière*, V, 1892, p. 89. — **Polonsky** (Benjamin), Contribution à l'étude des fistules congénitales sacro-coccigiennes, Paris, L. Boyer, 8°, 96 p.

40. — **Ebstein** (W). Ueber die Trichterbrust, *D. Arch. f. klin. Med.*, XXX, 1882, p. 411-428. — **Zuccarelli** (A.). Note sur les asymétries thoraciques trouvées, parmi d'autres anomalies, chez les épileptiques aliénés, *Actes du 1er Congrès d'anthropol. crim.*, Rome, 1885, p. 443-447. Le asymmetria toraciche, *Archivio di Psichiatria*, VII. p. 397. — **Ramadier** et **Sérieux**. Note sur cinq cas de malformation spéciale de la poitrine : thorax en entonnoir, *Bull. de la Soc d'anthropol. de Paris*, 7 mai 1891, p. 318-334. D'une malformation spéciale de la poitrine : thorax en entonnoir, *Nouv. Iconogr. de la Salpêtrière*, IV, p. 329. Cf. pour la bibliographie accessoire : **Féré** et **Schmidt** (E.). De quelques déformations du thorax et en partie du thorax en gouttière et en entonnoir, *Journ. de l'anat. et de la physiol.*, 1893, p. 564-585. — **Schlumsky**. Sur le thorax en entonnoir. *Zeitschrift f. Orthop. Chir.*, 1901, VIII, 5 et 4 sept.; Analysé in *Revue mensuelle des maladies de l'enfance*, déc. 1900, XIX ; déc. 1901,

XIX, p. 577. — **Klippel** et **Lefas**. Déformation thoracique dite en entonnoir, *Société de Neurologie*, 5 juillet 1902. — **Trape**. Contribution à l'étude des malformations costales..., th. de Bordeaux, 1893.

41. — **Chapuis** (G.). De l'éctopie congénitale intra-pelvienne du rein..., th. de Lyon, juillet 1896.

42. — **Clark**. Phocomelus of the humerus in epilepsy, as a stigma of degeneration, *The New-York medical Journ.*, 15 mai 1899.

43. — **Vuillaume** (G.). De l'absence congénitale du tibia, th. de Lyon, mai 1899. — **Lannois** et **Küss**. Etude sur l'absence congénitale du tibia, *Revue d'orthopédie*, sept. et nov. 1901.

44. — **Lannelongue**. Quelques exemples d'anomalies congénitales, *Arch. gén. de méd.*, 1883. - **Mirabel**. Des déformations des doigts et des orteils dans leurs rapports avec l'hérédité, th. de Paris, 1873. — **Derode**. De la brachydactylie, th. de Lille, 1888. **Savornin**. Th. de Lyon, 1899. — **Gayet** (G.). La main-bote héréditaire, *Gaz. des Hôpitaux*, 26 mars 1901. — **Ruggiero** (E). Un caso di notevoli deformita congenite delle dita delle mani e dei piedi (syndactylia, ectrodactylia, megalodactylia, brachydactylia, microdactylia), *Annali di medicina navale*, Roma, VII, 5, p. 707, mai 1901. — **Leprince** (Henri). Contribution à l'étude de la main-bote congénitale. Paris, Vigot frères, 1900. 8º, nº 141. 72 p., 1 pl., 2 fig. — .**Jayle** (P.) et **Jarvis** (P.). Ectrodactylie des deux pieds, ectrodactylie et syndactilie de la main droite, *Presse médicale*, 26 février 1898. — **Cestan**. Hypertrophie congénitale des doigts médius et index de la main gauche, *Nouv. Iconogr. de la Salpêtrière*, 1897, p. 395. — **Boinet**. De la macrodactylie congénitale, *Presse médicale*, 4 sept. 1901 (bibliographie de la question). — **Spoto** (D.). Polidattilia e degenerazione, *Archivio di Psichiatria*, 1894, p. 10. — **Archambault** (L.). De la polydactylie au point de vue héréditaire. Coïncidence des malformations avec les tares névropathiques, th. de Paris, 1895-1896. — **Polaillon**. Article Doigt, Dict. de Dechambre — **Rollet** (Et). Deux cas de diformité des doigts, *Revue d'orthopédie*, 1893, nº 3. — **Tissot** (J.). Une famille de sexdigitaires, *Médecine Moderne*, 24 août 1898. — **Blomme** (G.). Considérations sur la polydactylie, th. de Paris, 1900-1901. — **Klippel** (M.) et **Rabaud** (Et.). Anomalie symétrique héréditaire des deux mains (brièveté d'un métacarpien, *Gaz. hebd. de méd. et de chim.*, 15 avril 1900.

45. **Guermonprez**. *Bulletin de la Société anatomo-clinique de Lille*, 1891, p. 175 (séance du 23 oct. 1891). — **Gilles de la Tourette**. *Semaine médicale*, 30 déc. 1896.

46. — **Regnault**. *Revue scientifique*, 1892. — **Battistelli**. Piede prensile ed essodattile, *Archivio di Psichiatria*, 1900, P. 281.

47. — **Raffegau**. Du rôle des anomalies des organes génitaux dans le développement de la folie chez l'homme, th. de Paris, 1884. — **Gilson**. Les faibles d'esprit, *Encéphale*, 1885. — **Bourneville** et **Sollier**. Des anomalies des organes génitaux externes chez les idiots et les épileptiques, *Progrès méd.*, VII, 1888, p. 125. — **Féré** et **Perruchet**. Anomalies des organes génitaux chez un épileptique, *Nouv. Iconogr. de la Salpêtrière*, II, 1889, p. 130 — **Louet** (P.). Des anomalies des organes génitaux chez les dégénérés, th. de Bordeaux, 1889 1890, nº 8. — **Laurent**. Anomalies de la verge chez les dégénérés. *Arch. d'anthropol. crimin.*, VII, 1892, p. 24. — **Richard d'Aulnay**. Anomalies du prépuce clitoridien, *Journal des sages-femmes*, Paris, 1898 — **Rambaud** (P.). Contribution à l'étude des anomalies des organes génitaux de la femme, th. de Paris, 1899. — **Debierre**. Les vices de conformation des organes génitaux de la femme. in-16, Paris 1892. — **Roger** (H.) Anomalies génitales, *Presse médicale*, 22 mars 1902. — **Faconti** (A.). D. anomalia dei genitali femminili, *La Clinica ostetrica*, Rome, août 1901.

48. — **Féré**. Mélanodermie recurrente chez un épileptique apathique, *Nouv. Iconogr. de la Salpêtrière*, 1897. — **Lannois**. *C. R. du Congrès des médecins aliénistes et neurologistes*, Angers, 2 août 1898 ; mélanodermie chez les épileptiques; *Lyon médical*, 18 sept. 1898. — **Leredde** (E.). Le rôle du système nerveux dans les dermatoses, *Archives gén. de médecine*, 1899. — **Féré et Lamy**. La dermographie, *Nouv. Iconogr. de la Salpêtrière*, II, p. 283, 1889. — **Barthélemy** (T.). Étude sur le dermographisme... Paris, *Société d'éd. sc.*, 1893, in-8°, p. 266. — **Féré et Lance**. La dermographie chez les aliénés, *Journal de neurologie*, 1900, p. 453.

49. — **Nicolle et Halipré**. Maladie familiale caractérisée par des altérations des cheveux et des ongles, *Ann. de dermatologie et de syphil.*, 1895, p.804.

50. — **Féré**. La queue des satyres et la queue des faunes, *Nouv. Iconogr. de la Salpêtrière*, 1890, p. 45-48. — **Voisin** (J.). L'idiotie, Paris, Alcan, 1893. — **Spillmann** (M.). Hypertrichose généralisée et anomalies de développement chez un idiot, *Revue médicale de l'Est*, juillet 1899. — **Luigi Battistelli**. — Il sistema pilifero nei normali e nei degenerati, *Archivio di psichiatria, scienze penali ed antropologia criminale*, 1900, I-LI, p. 1 ; *Atti della Societa romana di antropologia, Roma*, VI, 1900, p. 161.

51. — **Mayet** (L.). Note sur l'hypertrichose lombo-sacrée envisagée comme stigmate anatomique de la dégénérescence. *C. R. de la III° réunion de l'Association des anatomistes tenue à Lyon en avril 1901*, Nancy, 1901, p. 153-155. — **Id**. Contribution à l'étude de l'hypertrichose lombo-sacrée envisagée comme stigmate anatomique de la dégénérescence, *Nouv. Iconogr. de la Salpêtrière*, mai-juin, 1901. (Bibliographie de la question). — **Gangolphe et Pinatelle**. Spina bifida occulta et hypertrichose lombaire à distribution métamérique, *Gaz. heb. de méd. et de chir.*, 15 déc. 1901.

52. — **Faneau de la Tour**. Le féminisme et l'infantilisme chez les tuberculeux, th. de Paris, 1871. — **Brouardel**. Sur le surmenage intellectuel et la sédentarité dans les écoles, *Bull. de l'Acad. de méd.*, 21 juin 1884, p. 673. — **Teissier** (P.). Le rétrécissement mitral, in *Cliniques de la Charité*, Paris, 1894. — **Meige** (H.). L'infantilisme, le féminisme et les hermaphrodites antiques, *l'Anthropologie*, 1895, IV, p. 257, 414 et 529; deux cas d'hermaphrodisme antique, *Nouv., Iconogr. de la Salpêtrière*, VIII, 1895, p. 56 ; infantilisme chez la femme, *Ibid.*, p. 218 et pl. XXXVII et XXXIX. — **Van Brero**. Malformations des organes génitaux, infantilisme et féminisme chez un épileptique, *Ibid.*, 1895, n° 4. — **Richer** (P.). Les hermaphrodites dans l'Art, *Nouv. Iconogr. de la Salpêtrière*, V. p. 384, et pl. XLVI, XLVII, XLVIII. — **Ammon**. Infantilisme et féminisme aux conseils de revision, *L'Anthropologie*, VII. 1896, p. 285. — **Brissaud** (E.). Leçons sur les maladies nerveuses, De l'infantilisme myxœdémateux, *Nouv. Iconogr. de la Salpêtrière*, 1897; p. 240. — **Hertoghe** (D.). Nombreuses communications à l'Acad. roy. de Belgique, 1895-1901. — **Meige et Allard**. Deux infantiles : infantile myxœdémateux et infantile de Lorain, *Ibid.*, mars-avril 1898. — **Vivier**. L'infantilisme, th. de Paris, 1898. — **Meige** (H.). L'infantilisme. Revue générale, in *Gazette des hôpitaux*, 22 février, 1902. (Bibliographie très étendue de la question).

53. — **Neugebauer**. Un cas de virilisme, *Intern. phot. Monatschr. f. medizin*, 1896.

54. — **Gilbert et Rathery**. Le nanisme mitral, *Presse médicale*, 6 mai 1900. — **Rouslacroix** (A.). et **Leclerc-Montmoyen** (F.). Nanisme cardiaque, *Marseille méd.*, 1er mars.

55. — **Meige** (H.). Sur les géants, *XII° Congrès des médecins alién. et neurol.*, Grenoble, 1er août 1902.

56. — **Marie** (P.). Mémoires divers, in., *Rev. de méd.*, 1886; *Nouv. Iconogr. de la Salpêtrière*, 1888; *Progrès méd.*, *Bull. méd* , etc., 1889; *Arch. de méd. expérim.*, 1891, etc. — **Souza-Leite**. *De l'acromégalie*, th. de Paris, 1890. — **Duchesneau** (G.). *De l'acromégalie*, th. de Lyon, 1891. — **Brissand** et **Meige**. Deux cas de gigantisme suivi d'acromégalie, *Nouv. Iconogr. de la Salpêtrière*, X, 1897 — **Ponfick**. Sur le myxœdème et l'acromégalie, *Deut. med. Woch.*, 23 nov. 1899. — **Farnarier**. Acromégalie et dégénérescence mentale, *Nouv, Iconogr. de la Salpêtrière*, 1899, n° 5, p. 398. — **Warda** (W.).Ueber Akromégalie, *Deutsche Zeitschrift für Nerwenheilkunde*, 1901, t. XIX, p. 358-368, etc., etc.

57. — **Rummo** et **Ferranini**. Gerodermie genito-dystrophique, *Riforma medica*, 3 août 1897 — **Rummo**. Gerodermie genito-dystrophique, senilisme, infantilisme, féminisme, *Académie de Palerme*. 26 juin 1898. — **Callari**. Gerodermie, infantilisme, féminisme, *Gaz. degli ospedali e delle cliniche*, Milan, p. 446, 7 avril, 1901; cf. also., *Revue neurologique*, 1899-1902, et *Gaz. hebd. de med. et de chir.*, p. 824, 1898. — **Tambroni** et **Lambranzi**. Gerodermie thyréodystrophique, une variété de myxœdème fruste, *Riforma med.*, 27 juillet 1899. — **Rummo**. Sur le sénilisme (gérodermie génito-dystrophiques. *Riforma medica*, 16 octobre 1900, p. 161.

58. — **Thiollier**. Quelques considérations sur la marche normale et les causes du retard de la marche chez l'enfant, th de Paris, 1900-1901. — **Chaumier**. L'âge de la marche chez les enfants, *Ann. d'hyg. publ. et de méd. légale*, nov. 1901.

59. — **Bompaire**. Torticolis mental, th. de Paris, mars 1894. — **Noguès** et **Sirol**. Un cas de torticolis mental, *Ann. de la policlinique de Toulouse*, mars 1900.—**Féré**. *Revue de médecine*, 1894, p. 237; id. Les crampes et les paralysies nocturnes, *Médecine moderne*, 26 mai 1900. — **Chatin**. Note sur un cas de trismus mental, *Revue neurologique*, 15 avril 1900, p. 310. — **Bourneville** et **Noir**. Idiotie congénitale; atrophie cérébrale ; tics nombreux, *Arch. de neurologie*, 1892, p. 74. — **Meige** (Henri) et **Feindel**. Les tics et leur traitement, Paris, Masson, 1902, 624 p., Important index bibliographique.

60. — **Hornus**. Essai sur les troubles de la parole, th. de Paris, 1877. — **Luc** (H). Les névropathies laryngées, 1 vol., Biblioth. Charcot-Debove. — **Séglas**. Les troubles du langage chez les aliénés, 1 vol., Biblioth. méd., Charcot-Debove. — **Nissim**. Des troubles de la parole dans les névroses : hystérie, chorée, paralysie agitante, R. G. in *Gaz. des hôp.*, 13 avril 1895. — **Rifaux** (M.). De l'aphonie cérébrale (aphonie dite nerveuse), th. de Lyon, 1899-1900. Bibliographie importante). — **Ballet** et **Tissier**. Du bégaiement hystérique, *Arch. de neurologie*, juillet 1890. — **Oltuszewski** (L.). Aperçu général de pathologie et de thérapeutique des vices de la parole, *Archives de neurologie*, 1899.

61. — **Marcé**. — *Ann. d'hyg. publ. et de méd. lég.*, XXI, 1864. — **Max Simon**. Etude sur les écrits des aliénés, *Arch. de l'anthropologie criminelle*, 1888. — **Mathieu** (A.). th. de Lyon, 1889-1890, Storck, édit. — **Keraval** (P.). Le langage écrit, Paris, 1897. — **Poppée** (Mlle). *Wiener medicinische Wochenschrift*, 2 et 9 juillet 1898; id. V° congrès d'anthropologie criminelle. — **Erlenmeyer**, *Die·Schrift Stuttgard*, 1879. — **Mariani** (C.E). Segni grafici di criminali, mendicanti e zingari, secondo il Gross, *Arch. di Psichiat.*, etc., Torino, 1901, XXII, 118. — **Garnot**. L'écriture ou langage écrit au point de vue médico-légal, th. de Lyon, 1896. Effantin, édit., etc. etc.

62. — **Fisher**. Troubles sensitifs dans l'épilepsie et l'hystérie, *The journal of nervous and mental Diseases*, XXVI, novembre 1899.

— 159 —

63. — **Bono**. Daltonismo nei delinquenti e negli isterici, *Arch. di psichiatria*, IV, 1888. — **Ottolenghi**. Champ visuel chez les crétins, *Archivio di psichiatria*, XIV, p. 256; Anomalie del campo visivo nei psichopatici e nei criminali, Torino, Bocca, 1897, in-8. — **De Sanctis**. Osservazioni perioptometriche nei degenerati, *Rivista sperimentale di Frenatria e di Medecine légale*, 1894. — **Babareff** et **Nilsén**. De la sensibilité spéciale chez les névropathes dégénérés, *Moniteur (Russe) Neurologique*, 1900, p. 1-14. — **Sicard**. De quelques anomalies et affections congénitales de l'œil observées chez les enfants de consanguins, th. de Bordeaux, 1884-1885. — **De Bono** et **Dotto**. Occhio negli epilettici, *Archivio di Psichiatria*; Senso luminoso negli epilettici, *Ibid.*, XV, 310.

64. — **Venturi**. L'udito negli epilettici, *Archivio di psichiatria*, VII, p. 401. **Roncormi**. L'udito negli epilettici e comparativemente nei normali, *Archivio di psichiatria*, XIII, 108. — **Gradenigo**. Association de l'hystérie avec les lésions de l'oreille, *Gaz. degli osp.* 28 septembre 1893 — **Filitz** (M\ue). Oreille hystérique, th. de Paris, 1899. — **Castex** (A). L'hystérie à l'oreille, *Tribune médicale*, 1900, p. 569; Les anomalies de l'audition, *Bull. de laryngologie*, 1900. — **Chavanne**. Oreille et hystérie, th. de Lyon, avril 1901 (bibliographie importante).

65. **Bouveret**. Spasmes cloniques du pharynx; aérophagie hystérique, *Revue de médecine*, 10 février 1891, p. 146. — **Aubert**. Déglutition de l'air atmosphérique, *Lyon méd.* 9 août 1891, p. 510. — **Pitres**. Des éructations hystériques, *Progrès méd.*, 1895. — **Vauthey**. Des Des gaz de l'estomac, th. de Lyon, 1896. — **Mollière** et **Perret**. Aérophagie hystérique, *Lyon médical*, 31 janvier 1897, p. 363. — **Vincens**. De l'aérophagie et des troubles gastriques qui l'accompagnent, th. de Lyon, 1900-1901, n° 26, 62 p. — **Lyonnet** et **Vincens**. De l'aérophagie et des troubles qui l'accompagnent, *Lyon médical*, 10 février 1901. — **Mathieu**, et **Follet** Etude sur l'aérophagie..., *Bull. et Mém. de la Société médicale des hôpitaux de Paris*, séance du 1° mars 1901, p 199. — **Soupault**. — Quelques observations sur l'aérophagie et la dyspepsie flatulente, *Bull. et Mém. de la Société médicale des hôpitaux de Paris*, séance du 8 mars 1901, p. 221. — **Hayem**. — De l'aérophagie *Journal des Praticiens*, 24 mai 1902.

66. — **Bourdon**. Onychophagie et habitudes automatiques, onanisme chez les enfants vicieux ou dégénérés, *Revue de l'hypn. et psychol. phys.*, Paris 1895-1896.

67. — **Lorenzini**. Di alcuni caratteri degenerativi dell' apparato passivo di masticazione degli idioti ed imbecilli, *Bull. de Società lancisiana degli ospedali*, Rome, 1900, p. 46.

68. — **Bernard** (H.) Tympanite hystérique et tympanite neurasthénique, R. G. in *Gaz. hebdomad. de méd. et de chir.*, 11 mars 1900.

69. — **Armaingaud**. Essai sur la rumination humaine, th. de Paris 1867. — **Bourneville** et **Seglas**. Du mérycisme, *Archives de Neurologie*, 1883-1884. — **Bouchard**, *Journal des sciences médicales de Lille*, 1883. — **Cantarano**. Méricismo nella specie umana, *La psichiatria, la neurologia e la scienze*, 1885. — **Grand**. Th. de Paris, juillet 1889. — **Nœeke**. *Neurolog. Centralblatt*, XII, 1892. — **Turmel**. Th. de Paris, 1894. — **Nattan-Larrier**. Le mérycisme revue générale, in *Gaz. des Hôp.* 13 nov. 1897, n° 130. — **Luzzato** (A.-M.). Un caso di mericismo... *Rivista veneta di scienze mediche*, XIV, 15 février 1897, p. 116. — **Louet**. Mérycisme et dégénérescence, th. de Toulouse, 1898-1899, n° 346. — **Graziani**. Pathologie du mérycisme, *Riforma medica*, 17 et 18 août 1895. — **Silvestri**. Una famiglia di mericisti, *Policlinico*, 7 septem. 1901. etc.,

70. — **Mosny**. La descendance des tuberculeux. *Revue de la tuberculose*, 1901, n°s 3 et 4, p. 301 et 410. — **Landouzy**. Prédispositions tuberculeuses : terrains acquis et innés propices à la tuberculose, *Revue de médecine*, XIX, 1899, p. 417. — **Ricochon**. Les malformations congénitales dans les familles de tuberculeux, *Revue de la tuberculose*, 1894, p. 11. — **Jeannerat**. De l'hérédité para-tuberculeuse, th. de Paris 1899-1900, 66 p. — **Kowner** (Mlle H.). De l'hérédo-dystrophie para-tuberculeuse, th. de Paris 1900-1901, 88 p.

71. — **Judet de la Combe**. Végétations adénoïdes et dégénérescence, th. de Bordeaux, 1894-1895, n° 23.

72. — **Raymond** (Paul). L'hérédité dans les maladies du cœur, *Bulletin médical*, 15 avril 1901. — **Labadie-Lagrave** et **Deguy**. Associations path. du rétréc. mitral et rôle de l'hérédo-syphilis dans son étiologie, *Journal des praticiens*, 1899, p. 449. — **Huchard**. Consultations médicales, Paris, Baillière, 1901. — **Fournier**. Th. de Paris, 1898. — **Rendu**. *Bulletin de l'Acad. de méd,*, 1899. — **Teissier** (Pierre). Clinique de la Charité, Paris 1896. — **Gilbert** et **Rathery**. Le nanisme mitral, *La Presse médicale*, 9 mai 1900. — **Brissaud**. Leçons sur les maladies nerveuses, 2me série, 1899. — **Meige**. L'infantilisme, le féminisme et les hermaphrodites antiques, *L'Anthropologie*, 1895. — **Servin**. Essai sur le rôle de l'hérédité dans le rétrécissement mitral pur, th. de Paris, 1896. — **Duvivier**. Rapports .du rétrécissement mitral avec l'hérédo-syph., thèse, Lille 1900. — **Garrod**. Maladie cardiaque congénitale, idiotie avec type facial mongol, *Société clin. de Londres*, 29 avril 1898. — **Giraudeau**. Rétrécissement mitral et hystérie chez l'homme, *Arch. gén. de méd.*, nov. 1890. — **Huc**. Maladies du cœur et névroses, th. de Paris, 1891. — **Redhon**. Les troubles cardiaques dans l'hystérie, th. de Paris, 1896. — **Perdereau**. Contribution à l'étude du rétrécissement mitral pur chez l'homme, thèse 1896. — **Kofmann** (Mlle). Association du rétrécissement mitral pur et de l'hystérie (essai pathogénique), th. Montpellier, 1900-1901, p. 72, n° 56, etc., etc.

73. — **Monnier**. Rétrécissement de l'artère pulmonaire, th. de Paris, 1890. — **Léquyer** (J.) Quelques cas de malformation cardiaque, *Gazette méd. de Nantes*, 10 et 17 août 1901. — **Lancereaux** (E.). *Société méd. des Hôpitaux*, séance du 21 déc. 1900.

74. — **Gilbert**. *Gazette médicale de Paris*, 26 avril 1898. — **Barke** (J.). Ueber angeborene Enge des Aortensystem. De l'étroitesse congénitale du système aortique, *Deustch. Arch. f. Klin. Medizin*, LXXI, p. 2-3.

75. — **Fournier** (Ed.). Des dystrophies veineuses de l'hérédo-syphilis, *Revue d'hygiène et de médecine infantiles*, Paris, Doin, 1902, p. 26. — **Remy** (Ch.). Traité des varices des membres inférieurs, Paris 1901, 80 p. — **Burger** (E.). Ueber hœmophilie, *In.-Dissert. Freiburg*, oct. 1900.

76. — **Larroumet** (J.). De l'incontinence nocturne d'urine chez les enfants et les adolescents, th. de Paris, 1897-98. — **Guinon** (L.). Article « Incontinence d'urine » in Traité des maladies de l'enfance (Grancher, Comby, Marfan). Paris, Masson, 1897. — **Brissaud** et **Lereboullet**. Incontinence d'urine chez les hystériques, *Gazette hebd. de méd. et de chir.*, 30 avril 1899

77. — **Magnan**. Des anomalies, des aberrations et des perversions sexuelles, *Ann. méd.-psych.*, 1885, I, p. 451. — **Féré**. Priapisme épileptique, *Médecine moderne*, 1899, n° 10, 4 février. — **Fürbringer**. Die Storungen der Geschlechts-functionen des Mannes, In-8°, 232 p. avec fig. ; troubles des fonctions génitales chez l'homme. Vienne.

79. — **Déjerine.** L'hérédité dans les maladies du système nerveux, Paris 1888.

80. — **Martin** (Jean-Numa). Hérédo-syphilis des centres nerveux et diplégies spasmodiques de l'enfance, th. de Montpellier, 1900-1901, n° 58. — **Moudio** (G.). Idiotismo e sindrome di Little, *Annali di nevrologia*, Naples, fasc. 3, 1900, p. 211. — **Weber** (E.). Drei neue Fœlle von « reiner • hereditœrer Ataxie. Trois nouveaux cas d'ataxie héréditaire « pure », *Deutsche med. Wochensch.*, 26 sept. 1901. — **Lamarche.** De la paralysie agitante, évolution, formes cliniques, pathogénie, th. de Montpellier, 1899. = **Luzzatto.** Maladie de Parkinson associée au myxœdème, *Rivista veneta di sc. med.*, 15 janv. 1899. *Bolletino delle Cliniche*, an XVI, n° 5, p. 197, mai 1899. — **Clerici et Medea.** Maladie de Parkinson familiale. *Bolletino della Poliambul. di Milano*, 1899, p. 495. — **Rouvillois.** Du syndrome de Parkinson chez les jeunes sujets, th. de Lyon, 1899, n° 45. *Gazette hebdomadaire*, n° 47, p. 553, 11 juin 1899. — **Bouchaud.** Maladie de Friedreich chez deux frères jumeaux, *Journ. des Sc. méd. de Lille*. 16 sept. 1899, p. 265. — **Amouroux.** Etiologie et pathogénie de la maladie de Friedreich, th. de Paris, 1899. — **Sainton.** L'amyotrophie type Charcot-Marie, th. de Paris, 1899. — **Feinberg.** Un cas de dystrophie musculaire progressive. *Neurol. Centralblatt*, n° 3, 1er fév. 1900, p. 106. — **Bruns.** Contribution à l'étude de l'atrophie musculaire de la forme familiale. *C. R. de la section de neurologie du Congrès de Paris*, 1900, p. 292, etc., etc.

80. — **Clay Schan.** On Athetosis, or Imbecility with Ataxia, *S. Bartholomew's hospital Reports*, IX, 1873. — **Oulmont.** Etude sur l'athétose, th. de Paris, 1898. — **Audry** (J). L'athétose double, Paris, Baillière, 1892. — **Michailowsky.** Th. de Paris, 1892. — **Londel** (P.-L.). Maladies familiales du système nerveux, th. de Paris, février 1895. — **Furstner.** Affections congénitales du système nerveux, *Arch. f. Psychiat.*, 1883, f. 3 — **Raymond.** De l'hérédité en path. nerveuse. Leçon clin., in *Bulletin médical*, 1895, p. 311 et 325; Clinique des maladies du système nerveux, *Hospice de la Salpétrière*, I, 1896, Doin; *Lec. clin.* in *Semaine medicale*, avril 1897, p. 125. **Jendrassik.** Etude sur les maladies nerveuses héréditaires, *Deutsch. Arch. f. klin. Medicin*, 1898, p. 187. — **Fouques.** Maladies mentales familiales, th. de Paris, déc. 1899. — **Grazia** (de) Contribution aux maladies nerveuses hérédo-familiales, *Arch. di med. interna*, vol. II, fasc. 1t2, 1899. — **Hæumlin.** (J) Ueber familiœre Erkrankungen des Nervensystems, *Deutsche Zeitsch. f. Nervenheilk.*, XX, p. 3-4. — **Raymond.** Clinique des maladies du système nerveux, 4e série, Paris, Doin, 1900.

81. — **Féré.** (Ch.). L'épilepsie et les tics, *Jonrn. de neurologie*, 5 septem-1900. — **Oddo.** Le diagnostic différentiel de la maladie des tics et de la chorée de Sydenham, *Bulletin médical*, 30 septembre 1899. — **Noguès.** — Des tics en général, rapport au XIIe Congrès français des médecins aliénistes et neurologistes, Grenoble, août 1902. — **Meige et Feindel.** Les tics et leur traitement. Paris, Masson, 1902.

82. — **Huet.** De la chorée chronique, th. de Paris, 1889. — **Lannois.** Nosographie des chorées, Paris, 1886. **Chapuis.** Nouveau cas de chorée héréditaire, *Lyon médical* 1er janvier 1893. — **Reynolds.** Huntington's chorea, *Medic. Chronicle*, avril 1892. — **Breton.** Etat mental dans la chorée, th. de Paris, 1893. — **Brissaud.** Chorée variable, *Presse médicale*, 15 février 1899 : *Revue neurologique*, 1896, p. 430. — **Lœwenfeld.** Zur Lehre von der hereditœren Chorea, *Centralblatt für Nerven-Heilkunde und Pychiatrie*, XXII-X, juin 1899. — **Ladame.** Des troubles mentaux de la chorée héréditaire, *Psych. Woch.*, oct. 1899; id. Des troubles psychiques dans la chorée dégénérative, *Arch. de neurologie*, février 1900. — **Berry** (W.-D.).

A contribution to the study of hereditary chorea, *Am: J. of Insan.*, Balt., 1900, LVII, 331-337, 1 pl. — **De Vivo** (M.). Contributo allo studio della corea dell'Huntington e del Sydenham, *L'Arte medica*, Naples, III, 15 sept. 1981, p. 723. — **Mariani**. Chorée et pellagre, *Gazz. degli Osped. e delle Clin.*, janvier 1900. — **Muri**. Chorée, épilepsie, hystérie, *Gaz. d. Ospedali e d. Cliniche*, 28 janvier 1908. — **Frœlich** (Th.). Zur Aetiologie der Chorea minor, *Jahrb. f. Kinderheilk.*, LIV, p. 3, 1901.

83. — **Bidon**. Dégénérescence et neurasthénie, *Congrès des aliénistes et neurologistes*, Marseille, avril 1899, *Cf. also; Revue neurologique*, 1899, p. 391. — **Lentz**. Psychoses, dégénérescence mentale et neurasthénie, *Congrès de neurologie de Bruxelles*, sept. 1897. — **Vial**. Dégénérescence mentale et neurasthénie, th. de Lyon, 1897. — **Dalle-magne**. Dégénérés et déséquilibrés, Bruxelles. — **Veuillot**. La neurasthénie et les états neurasthéniformes, rôle de l'hérédité névropathique, th. de Paris, 1896.

84. — **Freud**. La sexualité dans l'étiologie des névroses, *Wiener klinisch. Rundschau*, janvier, février 1898. — **Hartemberg**. La névrose d'angoisse, *Revue de médecine*, juin, juillet, août 1901 ; *IV° Congrès intern. de psychologie*, Paris, août 1900, rés in *Revue neurologique*, 28 février 1901. — **Manaud** La névrose d'angoisse (trouble nerveux d'origine sexuelle), th. de Lyon, déc. 1900.

85. — **Legrain**. Th. de Paris, 1885. — **Marquezy-Ballet**. *Bulletin médical*, 1888, p. 1143. — **Tabaraud**. Th. de Paris, 1888-1889. — **Roubinowitch**. Th. de Paris, 1890-1891. — **Joffroy**. *C. R. du Congrès des médecins alién. et neurol.*, Clermont-Ferrand, 1884, **Id**. *Revue neurologique*, 1894, p. 481. — **Legry**. Rapports de l'hystérie et de la dégénérescence, th. de Paris, 1898-1899. — **Blumenau**. Stigmates hystériques et dégénérescence, *Moniteur* (russe), *neurol*. 1899. Rés. in *Revue neurologique*, 1899, p. 878.

86. — **Joffroy** (A.). De l'aptitude convulsive, leçon clinique, in *Gazette heb. de méd. et de chirurgie*, 11 février 1900. — **Moussous**. Des convulsions de l'enfance, *Rapport au Congrès Français en médecine* Toulouse, 1902.

87. — **Martin** Des troubles psychiques dans la maladie de Basedow, th. de Paris, 1890. — **Raymond** et **Sérieux**. Goitre exophtalmique et dégénérescence mentale, *Revue de médecine*, 1892, p. 957-994. — **Bonnet**. Th. de Paris, 1893. — **Soukhanoff**. Du trouble mental dans le goitre exophtalmique, *Revue neurologique*, 1896, p. 450-458. — **Gayme**. (L.). Essai sur la maladie de Basedow, Étude clinique et pathogénique, th. de Paris, nov. 1898. — **Robinson**. Le syndrome de Graves-Basedow considéré comme manifestation de l'hystérie, th. de Paris, 1899.

88. — **Hertoghe** (E.) (d'Anvers). De l'hypothyroïdie bénigne, chronique ou myxœdème fruste, *Nouv. Iconog. de la Salpêtrière*, XII, n° 4, p. 261-311, juillet-août 1899 (22 obs., 29 photog.); id. *Rev. gén.*, in *Gaz. hebd. de méd. et de chirurgie*, 1899. — **Romme**. L'hypothyroïdie bénigne, chronique, *Rev. gén.*, in *Tribune médicale*, 1899, p. 966; Le myxœdème franc et le myxœdème fruste de l'enfance, *Nouv. Iconog. de la Salpêtrière*, 1900, p. 411. — **Bourneville**. *Arch. de neurologie*, 1886, XII, p. 136-292 ; 1888, XVI, p. 431 : 1889, XVII, p. 85-479; 1890, p. 219. — **Combe** (A). Le myxœdème *Revue médicale de la Suisse Romande*, 20 février 1897 ;20 mars, 1897; 20 avril 1897. — **Brissaud**. De l'infantilisme myxœdémateux, *Nouv. Iconog. de la Salpêtrière*, 1897, n° 5 (23 p. 15, phot.) — **Thibierge** (G.). Le myxœdème, in *Œuvre médico-chirurgical* Paris, Masson, 1898. — **Douillet**. Myxœdème infantile et nanisme, *Dauphiné méd.*, juillet 1898, etc., etc.

89. — **Virchow**. Ueber den Cretinismus und ueber pathologische Schœdel-formen, *Gesammelte Abhandlungen*, 1856. — **Wyss**.(V.). Beitrœge zur Kenntniss der Entwickelung der Skelette von Cretinen and cretinoïden, *Fortschr. a. d. Geb. de Rœntgen-Strahlen*, III, 1-3, 1899. — **Briquet**. Myxœdème de l'adulte, *Presse méd.*, 9 oct. 1897 (2 photogr.); — Myxœdème infantile spontané, *Presse médicale*. 4 mars 1899. — **Sano**. Infantilisme myœdémateux. *Soc. belge de Neurol.*, 30 juill 1898. — **Thibierge**. Infantilisme myxœdémateux. *Soc. méd. des Hôp.*, 28 oct. 1898. — **Aschoff**. Athyroïdie congénitale. *D. med. Wochens.*, 31 août 1899. p. 203. — **Gautier**. Du myxœdème spontané infantile, th. de Lyon, 1899-1900. — **Tanzi** Deux cas d'idiotie myxœdémateuse, *Rivista di patolog. nervosa e mentale*, avril 1899, p. 145. **Krafft-Ebing**. Maladie de Basedow avec symptômes de myxœdème, *Bolletino delle Cliniche*, décembre 1900, p. 547. — **Jacquemet** (P.) Du myxœdème, ses formes frustes, son association au goître exophtalmique, th. de Montpellier, 1900. — **Raymond** (P.). Du myxœdème infantile et des autres formes de myxœdème in Leçons sur les maladies du syst. nerveux, Paris 1900, p. 534-559, 560-579, etc., etc.

90. — **Lombroso**. L'homme criminel, 2ᵉ éd. franç. trad. de la 5ᵉ édition italienne, 2 vol et atlas. Paris, Alcan. **Lombroso**. Les récents progrès de l'anthropologie criminelle. Paris, Alcan.

91. — **Carrara**. Appendice sull'antropologia criminale. in Strasmann, *Manuale di medicina legale* (trad. ital.), Torino, 1901.

92. — **Marro**. I caratteri dei delinquenti, Torino, 1887.

93. — **Dallemagne**. Stigmates de la criminalité, Paris, Masson, 2 vol. Encycl. Léauté.

94. — **Debierre**. Le crâne des criminels, Lyon, Storck. édit.

95. — **Ferri**. L'omicidio.

96. — **Lombroso**. Capacità cranica di 121 criminali, *Archivio di psichiatria*, IV, p. 245.

97. — **Ferri**. Capacità cranica di criminali. pazzi e sani *Archivio di psichiatria*, IV, p. 110.

98. — **Severi**. Capacità cranica, *Archivio di psichiatria*, VII. p. 429.

99. — **Ferri**. Indice e cefalici di criminali, pazzi e sani, *Archivio di psich.*, V, p. 110.

100. — **Pateri e Lombroso** Indice e diametro della mandibola nei pazzi e nei delinquenti, *Arch. di psich.*, III, p. 44; **Gurrieri e Masetti**. — Influenza del sesso e dell'età pilla mandibola, *Rivista sperimentale di frenatria*. 1895.

101. — **Carrara**. Caratteri del condilo mandibolare nei delinquenti. *Arch. di psich.*, VI, p. 459; **Penta**. Le anomalie dei criminali, *Arch. di psich.*, 1890, XI, p. 227.

102. — **Peli**. Sul tipo progeneo, *Archivio di psich.*, XIX. 1898.

103. **Tenchini**. La cresta frontale nei crani dei criminali, *Arch. di psich.*, VII, p. 88, 501, 603.

104. — **Gradenigo** Le deformazioni del padiglione del orecchio nei normali, negli alienati et nei delinquenti, *Archivio di psich.*, X, p. 425; XI, p. 258; XII. p. 475; XIII, p. 9.

105. — **Frigerio**. Sul l'orrecchio esterno de criminali, *Archivio di psich*, IX, p. 291, 630.

106. — **Ottolenghi**. Scheletro e forma del naso nei criminali, *Arch. di psich.*, IX, p. 8 ; **Mori**. Indice normale dei delinquenti italiani, *Archivio ner l'anthropologia e l'etnologia*, XXIX, p. 3.

107. — **Carrara**. Il terzo dente molare nei criminali, *Archivio di psichiatria*, XV, 443 ; **Moltese**. Anomalie dei denti e delle arcate mascellare in crani di criminali, *Arch. id*, 1896.

109. — **Lombroso**. Rughe anormali speciale ai criminalie, *Archiv. di psich.*, XI, p. 96.

110. — **Ottolenghi**. Rughe nei criminali, *ibid*, X, p. 41 et 194.

111. — **Brancaleone-Ribaudo**. — Studio antropologico del militare delinquenti, Torino. Bocca, édit., 1894.

112. — **Carrara**. Acad. de méd. de Torino, 1894, *Arch. di psich*, XVII, p. 573.

113. — **Mano**. La mano dei criminali, *Archivio di psichiatria*, IV, p. 381 ; **Penta**. D'alcune piu importante anomalie e del loro significato reversivo nelle mani e nei piedi dei delinquenti, *Ann. di nevrologia*, 1896.

113 bis. — **Treves** (M.). Les caractères anthropologiques des ongles, *C.R. du Vᵉ congrès d'anthropol. criminelle*, Amsterdam, 1902, p. 392.

114. — **Ottolenghi**. Il mancinismo anatomico nei criminali, *Arch. di psich,*, X, p. 619.

115. — **Carrara**. Il piede piatto nei criminali, *Archiv. di psich.*, XII, p. 573.

116. — **Ottolenghi** et **Carrara**. Il piede prensile nei normali e nei criminali, *Arch. di psich*, VIII, p. 373.

117. — **Ottolenghi**. L'occhio dei delinquenti, *Archiv. di psich.*, VII, p. 543 ; **Ottolenghi**. Anomalie del campo-visivo nei psicopatici e nei criminali, Torino Bocca, 1897. — **Bono**. Sull'acutezza visiva e sulle colore dell'ivice nei criminali. *Arch. di psich.*, 1883. — **Bono**. Il daltonismo nei delinquenti, *ibid*.

118. — **Gradenigo**. L'udito nei delinquenti, *Arch. di psich.*, X, p. 325. — **Venturi**. *ibid*. VII, p. 401. — **Roncoroni**. *ibid*. XIII, p. 108.

119. — **Ottolenghi**. L'olfatto nei criminali, *Arch. di psich.*, IX, p. 495.

120. — **Ottolenghi**. Il senso del gusto nei criminali, *Archivio di psich.*, X p. 332.

121. — **Lombroso e Cougnet**. Reazione vasale nei delinquenti e nei pazzi. *Archiv. de psich.*, II, p. 234, v. p. 1.

Lyon. — Imp. A. STORCK & Cⁱᵉ, 8, rue de la Méditerranée.

www.ingramcontent.com/pod-product-compliance
Lightning Source LLC
Chambersburg PA
CBHW050109210326

41519CB00015BA/3890